Caterina Leclerque

Funktionieren Frauenherzen anders?

Caterina Leclerque

Funktionieren Frauenherzen anders?

Geschlechtsspezifische Unterschiede der Myokardfunktion und der vaskulären Funktion bei Diabetes

Südwestdeutscher Verlag für Hochschulschriften

Impressum / Imprint
Bibliografische Information der Deutschen Nationalbibliothek: Die Deutsche Nationalbibliothek verzeichnet diese Publikation in der Deutschen Nationalbibliografie; detaillierte bibliografische Daten sind im Internet über http://dnb.d-nb.de abrufbar.
Alle in diesem Buch genannten Marken und Produktnamen unterliegen warenzeichen-, marken- oder patentrechtlichem Schutz bzw. sind Warenzeichen oder eingetragene Warenzeichen der jeweiligen Inhaber. Die Wiedergabe von Marken, Produktnamen, Gebrauchsnamen, Handelsnamen, Warenbezeichnungen u.s.w. in diesem Werk berechtigt auch ohne besondere Kennzeichnung nicht zu der Annahme, dass solche Namen im Sinne der Warenzeichen- und Markenschutzgesetzgebung als frei zu betrachten wären und daher von jedermann benutzt werden dürften.

Bibliographic information published by the Deutsche Nationalbibliothek: The Deutsche Nationalbibliothek lists this publication in the Deutsche Nationalbibliografie; detailed bibliographic data are available in the Internet at http://dnb.d-nb.de.
Any brand names and product names mentioned in this book are subject to trademark, brand or patent protection and are trademarks or registered trademarks of their respective holders. The use of brand names, product names, common names, trade names, product descriptions etc. even without a particular marking in this works is in no way to be construed to mean that such names may be regarded as unrestricted in respect of trademark and brand protection legislation and could thus be used by anyone.

Coverbild / Cover image: www.ingimage.com

Verlag / Publisher:
Südwestdeutscher Verlag für Hochschulschriften
ist ein Imprint der / is a trademark of
AV Akademikerverlag GmbH & Co. KG
Heinrich-Böcking-Str. 6-8, 66121 Saarbrücken, Deutschland / Germany
Email: info@svh-verlag.de

Herstellung: siehe letzte Seite /
Printed at: see last page
ISBN: 978-3-8381-3209-9

Zugl. / Approved by: München, TU, Diss., 2012

Copyright © 2012 AV Akademikerverlag GmbH & Co. KG
Alle Rechte vorbehalten. / All rights reserved. Saarbrücken 2012

Inhaltsverzeichnis

Abkürzungsverzeichnis

1. Einleitung 5
    1.1 Diabetes mellitus und kardiovaskuläre Erkrankungen 5
    1.2 Echokardiographie als diagnostisches Verfahren in der Kardiologie 7
    1.3 Bedeutung der Gewebedopplerechokardiographie (TDI) 7
    1.4 Frauenspezifische Aspekte kardiovaskulärer Erkrankungen 8
    1.5 Ziel der vorliegenden Arbeit 10
2. Patientengut und Methoden 12
    2.1 Teilnehmerkollektiv 12
        2.1.1 Patienten ohne Diabetes mellitus Typ 2 12
        2.1.2 Patienten mit Diabetes mellitus Typ 2 13
    2.2 Studienprotokoll 13
        2.2.1 Studiendesign und Untersuchungszeitraum 13
        2.2.2 Datenerhebung durch Anamnese und Untersuchungen 13
    2.3 Echokardiographische Untersuchung 15
        2.3.1 Messungen im parasternalen Längsschnitt 16
        2.3.2 Messungen im apikalen Vierkammerblick 17
        2.3.3 Transmitrales Flussprofil 18
        2.3.4 Gewebedopplerechokardiographie (TDI) 19
    2.4 Erfassung hämodynamischer Parameter 21
    2.5 Messungen der vaskulären Funktion 22
    2.6 Statistische Auswertungsmethoden 25
3. Ergebnisse 28
    3.1 Demographische und klinische Daten des Patientenkollektivs 28
    3.2 Ergebnisse der Laborparameter 32
    3.3 Parameter der Myokardfunktion und hämodynamische Parameter 33
    3.4 Parameter der vaskulären Funktion 39

3.5	Gegenüberstellung Normalkollektiv versus Diabeteskollektiv	40
3.6	Prä - und postmenopausal differenzierter Vergleich	43
4.	Diskussion	51
4.1	Studienpopulation	51
4.2	Einflüsse von Diabetes und kardiovaskulärer Risikofaktoren auf die Myokardfunktion	53
4.3	Beurteilung der kardialen und hämodynamischen Parameter	56
4.4	Beurteilung der vaskulären Parameter	61
4.5	Beurteilung des prä- und postmenopausal differenzierten Vergleichs	63
4.6	Klinische Bedeutung und Ausblick	66
5.	Zusammenfassung	69
6.	Abbildungs- und Tabellenverzeichnis	72
6.1	Abbildungsverzeichnis	72
6.2	Tabellenverzeichnis	72
7.	Literaturverzeichnis	73

Abkürzungsverzeichnis

A.	Arterie
ACC	Arteria carotis communis
ACE	angiotensin converting enzyme
al.	alii
ANOVA	analysis of variance between groups
ASS	Acetylsalicylsäure
BMI	Body-Mass-Index
bzgl.	bezüglich
bzw.	beziehungsweise
ca.	circa
CAN-Test	cardiale autonome Neuropathie -Test
CRP	C-reaktives Protein
d.h.	das heißt
ED	enddiastolischer Längsdurchmesser des linken Ventrikels
EKG	Elektrokardiogramm, Elektrokardiographie
ES	endsystolischer Längsdurchmesser des linken Ventrikels
FS	Fractional shortening
HbA1c	Form des glykosylierten adulten Hämoglobins
HDL	High Density Lipoprotein
HF	Herzfrequenz
HMG-CoA	3-Hydroxy-3-Methylglutaryl-Coenzym-A
IMT	Intima-Media-Thickness
LDL	Low Density Lipoprotein
LA	left atrium, linker Vorhof
LV	left ventricle, linker Ventrikel
mg	Milligramm
MHz	Megahertz
mmHg	Millimeter Quecksilbersäule
mmol	Millimol
n.s.	nicht signifikant
NYHA	New York Heart Association
OAD	orale Antidiabetika
pAVK	periphere arterielle Verschlusskrankheit
PTCA	perkutane transluminale coronare Angioplastie
pw	pulse wave
PW	posteriore Wand des linken Ventrikels
RA	right atrium, rechter Vorhof
RPPr	Rate-Pressure-Product
RR	Blutdruck nach Riva-Rocci
RV	right ventricle, rechter Ventrikel

Se	Septum interventriculare
TDI	Tissue Doppler Imaging
u.a.	unter anderem
v.a.	vor allem
Va	maximale spätdiastolische Myokardgeschwindigkeit
Ve	maximale frühdiastolische Myokardgeschwindigkeit
vgl.	vergleiche
Vs	maximale systolische Myokardgeschwindigkeit
vs.	versus
z.B.	zum Beispiel
Z.n.	Zustand nach

1. Einleitung

1.1 Diabetes mellitus und kardiovaskuläre Erkrankungen

Die zunehmende altersassoziierte Prävalenz, Morbidität und Mortalität von Diabetes mellitus und kardiovaskulären Erkrankungen erfordern eine intensivierte Diagnostik, Therapie und Sekundärprävention.

In Deutschland sind etwa 4 Millionen Frauen und Männer von der Diagnose Diabetes mellitus betroffen. Das entspricht ca. 5 % der Bevölkerung. Die Prävalenz steigt altersassoziiert deutlich an, von ca. 2 % bei 40-Jährigen bis zu 20 % im Alter von 80 Jahren (Icks, Rathmann et al. 2005). Die Prävalenz des (Prä-) Diabetes in Deutschland steigt und liegt derzeit bei über 16 %. Die prädiabetische Stoffwechsellage ist gekennzeichnet durch gestörte Glukosetoleranz und/oder fortwährend leicht erhöhte Nüchternblutzucker. Prädiabetes ist definiert als Situation, bei der der Patient eine Nüchternplasmaglukose zwischen 100 - 125 mg/dL (5,6 - 6,9 mmol/L) und/oder im oralen Glukosetoleranztest nach 2 Stunden einen Wert zwischen 140 - 199 mg/dL (7,8 - 11,1 mmol/L) erreicht (Garber, Handelsman et al. 2008). Prädiabetes stellt ein kontinuierliches Risiko der Weiterentwicklung zu Diabetes mellitus dar.

Eine große Anzahl der Erkrankungen an Typ-2-Diabetes manifestiert sich auf dem Boden eines metabolischen Syndroms. Dies beschreibt das Zusammentreffen relevanter kardiovaskulärer Risikofaktoren, zu denen, laut Definition der International Diabetes Federation (IDF) von 2006, die abdominelle Adipositas (mit einem Taillenumfang von ≥ 94 cm bei Männern bzw. ≥ 80 cm bei Frauen) und mindestens zwei der folgenden Faktoren (oder deren vorausgegangene Therapie) zählen:
- Triglyzeride ≥ 150 mg/dL (1,7 mmol/L)
- HDL-Cholesterin < 50 mg/dL (1,29 mmol/L) für Frauen und < 40 mg/dL (1,03 mmol/L) für Männer
- Blutdruck systolisch ≥ 130 mmHg oder diastolisch ≥ 85 mmHg
- Nüchtern-Plasmaglukose ≥ 100 mg/dL (5,6 mmol/L) oder ein bereits diagnostizierter Typ-2-Diabetes

Pathogenetisch sind beim Typ 2 des Diabetes mellitus zwei Störungen von Relevanz. Zum einen die herabgesetzte Insulinwirkung, d.h. die Resistenz gegen Insulineffekte in den insulinabhängigen Geweben (Leber-, Muskel- und Fettgewebe), woraufhin erhöhte

Insulinspiegel zur zellulären Glukoseverwertung erforderlich werden. Die anfänglich aus diesem Missverhältnis resultierende Hyperinsulinämie führt durch die Vergrößerung des Hungergefühls zu Adipositas. Zum anderen besteht beim Typ-2-Diabetes ein Defekt der glukosestimulierten Insulinsekretion der β-Zellen des Pankreas, wodurch es zunehmend zu postprandialer Hyperglykämie kommt. Die chronische Hyperglykämie des Diabetes disponiert zu mikrovaskulären Komplikationen wie diabetischer Retinopathie und diabetischer Neuropathie und zu makrovaskulären Komplikationen wie Atherosklerose und pAVK (Piper 2007; Harrison 2008). Zusätzlich zu dieser traditionellen Risikostratifizierung besteht bei Diabetes mellitus Typ 2 ein vielfach gesteigertes Risiko zur Herzinsuffizienz, insbesondere der diastolischen Herzinsuffizienz, der im Allgemeinen eine Phase diastolischer Dysfunktion, zunächst nur subklinischen Außmaßes, vorausgeht (Fang, Prins et al. 2004; von Bibra and Sutton 2010).

Besonders bei Diabetes mellitus Typ 2 zählen Adipositas (Zhang, Rexrode et al. 2008), Hypertonie, Hyper- und Dyslipidämie (O'Keefe and Bell 2007), positive Familienanamnese und Nikotinabusus (Erhardt 2009) zu den entscheidenden kardiovaskulären Risikofaktoren. Nach wie vor steigert ein bestehender Diabetes die negativen Auswirkungen der anderen Risikofaktoren auf das Gefäßsystem um ein Mehrfaches (Stamler, Vaccaro et al. 1993). In der Tat besitzen Diabetiker dementsprechend ein stark erhöhtes Risiko bzgl. kardiovaskulärer Erkrankungen (Schatz 2006; Harrison 2008).

Dank neuer Therapiestrategien müssen Diabetiker heute geringere Einbußen in der Lebensqualität hinnehmen als früher. Trotz neuer Erkenntnisse und guter therapeutischer Führung von Patienten müssen Diabetiker auf Grund der zahlreichen diabetischen Komplikationen und Folgeerkrankungen mit einer niedrigeren Lebenserwartung rechnen. Diabetische Komplikationen sind die Entwicklung der diabetesspezifischen Mikroangiopathie (Retinopathie und Nephropathie), der peripheren und autonomen Polyneuropathie und der diabetesassoziierten Makroangiopathie (pAVK, koronare Herzkrankheit, zerebrale Durchblutungs-störungen). Die koronare Gefäßerkrankung stellt die Haupttodesursache bei Diabetikern dar (Savarese, Ahmed et al. 2008). Laut Todesursachenstatistik von 2009 des Statistischen Bundesamts Deutschland sind Kreislauferkrankungen nach wie vor die häufigste Todesursache bei Frauen und Männern in Deutschland (Bundesamt 2010). Die Prävalenz von Herz-Kreislauferkrankungen steigt bei beiden Geschlechtern mit zunehmendem Alter, Frauen erkranken jedoch erst ca. 10

Jahre später. Die Morbiditäts- und Mortalitätsraten gleichen sich bei Frauen und Männern über 65 Jahren an (Lademann, Kolip et al. 2005). Aufgrund ihrer hohen Mortalität gelten kardiovaskuläre Erkrankungen als bedrohlichste Spätfolge von Diabetes (Kautzky-Willer and Handisurya 2009).

1.2 Echokardiographie als diagnostisches Verfahren in der Kardiologie

Zu den bildgebenden Verfahren in der Kardiologie zählen neben der Echokardiographie die Koronarangiographie, die Computertomographie und die Magnetresonanztomographie. Die Vorteile der Echokardiographie bestehen in der Möglichkeit der zeitlich und räumlich hochauflösenden Darstellung des Myokards und der Herzklappen in vivo mit der zusätzlichen Option körperliche und pharmakologische Belastungstests durchzuführen. Eine weitere Stärke der Echokardiographie ist ihre kostengünstige, breite Verfügbarkeit (Gottdiener 2003; Mele, Agricola et al. 2009). Die Indikationen der Echokardiographie sind die linksventrikuläre Funktionsdiagnostik und die Vitiendiagnostik. Die Nachteile der Methode liegen darin, dass bei < 10 % der Patienten ein eingeschränktes Schallfenster vorliegt und somit die Diagnostik bei diesen Patienten erschwert ist (Nixdorff 2004; Armstrong and Zoghbi 2005). Die Koronarangiographie ist ein invasives Untersuchungsverfahren, das zur Diagnostik von koronarer Gefäßerkrankung eingesetzt wird. Die kardiale Computertomographie ist ein kostenintensives Bildgebungsverfahren, das in spezialisierten Zentren mittels 3-D-Rekonstruktionen des Herzens alternativ zur koronaren Gefäßdiagnostik eingesetzt werden kann, wenn eine Herzkatheteruntersuchung aus bestimmten Gründen nicht möglich ist. Die Magnetresonanztomographie des Herzens ist ein nichtinvasives bildgebendes Verfahren zur Darstellung der kardialen Anatomie, das auf Grund der Kostenintensivität besonderen Indikationen vorbehalten ist und in spezialisierten Zentren z. B. zur Diagnostik von angeborenen Herzfehlern und Herztumoren eingesetzt wird.

1.3 Bedeutung der Gewebedopplerechokardiographie (TDI)

Das Verfahren der Gewebedopplerechokardiographie (TDI = Tissue doppler imaging) bietet die Möglichkeit, regionale Wandgeschwindigkeiten eines Myokardareals mit hoher räumlicher und zeitlicher Auflösung darzustellen. Die Analyse der Dopplersignale kann mit

Hilfe des gepulsten Verfahrens oder durch Farbunterlegung des 2-D-Bildes erfolgen (Hatle and Sutherland 2000), wobei das gepulste Verfahren objektive Vorteile durch die verbesserte zeitliche Auflösung und die quantitativ genauere Messung der Geschwindigkeit hat.

Durch die Gewebedopplerechokardiographie können auf einfache und reproduzierbare Art und Weise die diastolische Funktion quantifiziert und dadurch die unterschiedlichen Schweregrade einer diastolischen Dysfunktion diagnostiziert werden. Auch asymptomatische Patienten mit diastolischer Dysfunktion können mit dieser Methode identifiziert werden (Saraiva, Duarte et al. 2005). Weiter stellt TDI eine Möglichkeit zur Aufdeckung einer Pseudonormalisierung des Mitraleinstroms zur Verfügung und damit die Diagnostik des Schweregrades der diastolischen Dysfunktion (Bruch, Schmermund et al. 2000). Außerdem erlaubt TDI die nicht-invasive Abschätzung der linksventrikulären Füllungsdrücke (Nagueh, Middleton et al. 1997).

1.4 Frauenspezifische Aspekte kardiovaskulärer Erkrankungen

Frauen und Männer unterscheiden sich hinsichtlich ihres Hormonhaushalts und hinsichtlich gesundheitlicher Einschränkungen und Krankheiten. Dies ist zum Einen bedingt durch gesundheitliche Bedingungen und Lebensphasen, die ausschließlich Frauen betreffen, wie z.B. Menstruation, Schwangerschaft und Wechseljahre. Aber auch weithin als geschlechtsneutral angesehene Erkrankungen, wie etwa Diabetes mellitus und kardiovaskuläre Erkrankungen, zeigen bei Frauen andere Symptome und nehmen einen anderen Verlauf als bei Männern (Regitz-Zagrosek, Lehmkuhl et al. 2006). Frauen mit Herzerkrankung zeigen im gleichen Alter und bei gleicher NYHA-Klassifikation signifikant größere Einschränkungen in ihrer Lebenszufriedenheit und in der Bewältigung des täglichen Lebens (Riedinger, Dracup et al. 2002). Frauen mit Typ-2-Diabetes nehmen die Symptome einer Hyperglykämie stärker war als männliche Betroffene. Des Weiteren zeigt Adipositas, ein starker Einflussfaktor im Bezug auf Diabetes mellitus Typ 2, eine stärkere Prävalenz bei Frauen (Tonstad, Sandvik et al. 2007). Eine weitere Tatsache ist, dass, obwohl die Prävalenz des metabolischen Syndroms bei Männern höher ist als bei Frauen, der stärkste Anstieg in der Prävalenz des metabolischen Syndroms bei jungen Frauen zu verzeichnen ist (Regitz-Zagrosek, Lehmkuhl et al. 2007). Ursächlich wird hierfür vor allem die höhere Prävalenz von Adipositas bei Frauen angesehen.

Hypertension ist für beide Geschlechter ein starker und häufiger Risikofaktor für kardiovaskuläre Folgeerkrankungen. Die Prävalenz der Hypertension steigt jedoch mit dem Alter v.a. für weibliche Patienten schneller an (Regitz-Zagrosek, Lehmkuhl et al. 2007). Hinzu kommt, dass die Risikofaktoren für koronare Herzkrankheit bei Frauen einen stärkeren Einfluss auf den Krankheitsverlauf zeigen (Sclavo 2001).

Ein geschlechtsspezifischer Unterschied existiert auch für diabetische Folgeerkrankungen: Männer mit Diabetes haben ein 2-fach erhöhtes Risiko an koronarer Herzkrankheit zu erkranken, Frauen hingegen sogar ein 5-fach erhöhtes Risiko (Ren 2006). Eine in der Literatur beschriebene These ist, dass das Vorliegen eines Diabetes mellitus das Auftreten einer koronaren Herzerkrankung bei Männern und Frauen gleichsetzt (Phillips 2008). Gut dokumentiert ist z.B., dass die Inzidenz von akutem Myokardinfarkt stark variiert bzgl. Alter und Geschlecht. Die Framingham Studie zeigt diesbezüglich eine 2,5-fach erhöhte Inzidenz für Männer unter 45 Jahren, wobei dieser geschlechtsspezifische Unterschied nach dem 55. Lebensjahr nicht mehr nachzuweisen ist (Egred, Viswanathan et al. 2005). Ein Grund für dieses Ergebnis ist, dass Frauen dazu tendieren, zu einem späteren Zeitpunkt einen Myokardinfarkt zu erleiden (Regitz-Zagrosek 2003).

Hingegen gibt es bisher keine Untersuchungen zur Frage geschlechtsspezifscher Unterschiede der Herzfunktion bzw. Dysfunktion. Wegen der physiologischen starken Reduktion der diastolischen Herzfunktion, gemessen als diastolische Myokardgeschwindigkeit, um 1% pro Jahr vom 20. Lebensjahr an, müssen solche Untersuchungen der Herzfunktion in Relation zum Alter erfolgen (von Bibra and Sutton 2010).

Es liegt Grund zur Annahme vor, dass Effekte der Östrogene bei Frauen prämenopausal protektiv wirken, aber dann, durch den postmenopausalen Verlust der protektiven Wirkung das Herz und die Gefäße von Frauen anfälliger für Erkrankungen wird. Außerdem existiert eine Vielzahl unterschiedlicher molekularer Mechanismen (Kalziumhaushalt, NO-System, Natriuretische Peptide), die zu einem geschlechtsspezifischen Krankheitsverlauf führen (Regitz-Zagrosek, Brokat et al. 2007).

1.5 Ziel der vorliegenden Arbeit

Diese Arbeit an der Schnittstelle von Kardiologie und Diabetologie legt ihren Schwerpunkt in die Analyse von geschlechtsspezifischen Differenzen in einem selektierten Patientengut. Bei 168 Patienten ohne Diabetes- und Herzerkrankung aus der Ambulanz des Klinikums Bogenhausen und einem diabetischen Kollektiv von 190 Patienten sollen im geschlechtsspezifischen Gruppenvergleich die Unterschiede in der myokardialen und der vaskulären Funktion analysiert werden.

Im Einzelnen sollen folgende Fragen beantwortet werden:
1. Besteht ein geschlechtsspezifischer Unterschied bezüglich der diastolischen Herzfunktion im Bezug zum Alter?
2. Besteht ein geschlechtsspezifischer Unterschied bezüglich der systolischen Herzfunktion im Bezug zum Alter?
3. Besteht ein geschlechtsspezifischer Unterschied bezüglich der Steifigkeit oder der Elastizität der Gefäße zwischen Männern und Frauen?
4. Verändern sich die untersuchten Parameter durch den Einfluss von Diabetes mellitus geschlechtsspezifisch?
5. Gibt es bei dem Vergleich prämenopausaler Frauen mit Männern des gleichen Alterskollektivs Auffälligkeiten bezüglich der kardialen, hämodynamischen und vaskulären Parameter im Bezug mit dem Vergleich postmenopausaler Frauen mit dem altersentsprechenden männlichen Kollektiv?

Für diese Studie wurde ein großes Kollektiv von insgesamt 190 Diabetespatienten rekrutiert. Die Gruppe der Diabetespatienten ist zusätzlich zu den klassischen kardiovaskulären Risikofaktoren, wie Alter, Hypertension, Hyperlipidämie und Nikotinabusus, die auch im Normalkollektiv bei einem Teil der Probanden natürlicherweise vertreten sind, durch den Risikofaktor Diabetes mellitus stärker kardiovaskulär belastet. In der Gruppe der Diabetespatienten galt eine kardiovaskuläre Erkrankung nicht als Ausschlusskriterium, diese Gruppe soll vielmehr den Vergleich des Normalkollektivs zu einem potentiell sehr stark gefährdeten Kollektiv widerspiegeln und somit den geschlechtsspezifischen Vergleich auf einer anderen Ausgangsebene umfassend vollziehen und ergänzen. Somit können aus dieser Arbeit Rückschlüsse auf die geschlechtsspezifischen Differenzen bzgl. der myokardialen und vaskulären Funktion in der Normalbevölkerung gezogen werden und zudem auch die geschlechtsspezifischen

Differenzen in einem bereits erkrankten Kollektiv analysiert werden. Auf diese Art und Weise können die geschlechtsspezifischen Differenzen eindeutiger bewertet werden.

Aus den Ergebnissen sollen sich präventive, diagnostische und therapeutische Strategien bzgl. weiblicher kardiovaskulärer Patienten ergeben, die einen Beitrag zur Frauengesundheitsforschung leisten.

2. Patientengut und Methoden

2.1 Teilnehmerkollektiv

In die Untersuchung wurden 358 Personen im Alter von 20 bis 86 Jahren eingeschlossen. Im Rahmen dieser Studie rekrutierten wir 190 Typ-2-Diabetiker aus der 3. Medizinischen Klinik des Klinikums Bogenhausen, Städtisches Klinikum München und 168 Patienten ohne Diabetes aus der Ambulanz des Klinikums als Normalkollektiv. Die Auswahl der Patienten ergab sich nach dem Zeitpunkt der Behandlung in der Klinik. Alle Patienten wurden über Art, Vorgehen und Zielsetzung der Studie aufgeklärt und gaben ihre persönliche Zustimmung zur Teilnahme.

2.1.1 Patienten ohne Diabetes mellitus Typ 2

Diese Gruppe von 168 Probanden besteht aus 98 Frauen und 70 Männern im Alter von durchschnittlich 53 Jahren (20 - 86 Jahre), die im Zeitraum von 2005 - 2007 in der Ambulanz des Klinikums Bogenhausen untersucht wurden.

Für die Patientengruppe ohne Diabetes mellitus Typ 2 galt als Einschlusskriterium ein Alter zwischen 20 bis 90 Jahren und das Vorliegen eines Sinusrhythmus. Zu den Ausschlusskriterien der zu rekrutierenden Probanden zählten Alkohol- und Drogenabusus, Diabetes mellitus, schwere internistische Vorerkrankungen sowie insbesondere kardiovaskuläre Ereignisse in der Patientenanamnese und Symptome oder Zeichen einer kardiovaskulären Erkrankung. Eine Erkrankung an Diabetes mellitus wurde durch die Bestimmung der Nüchternplasmaglukose ausgeschlossen. Das Ausschlusskriterium Diabetes mellitus liegt vor, wenn folgendes Kriterium erfüllt ist: Nüchternblutzucker (Glukose gemessen im Blutplasma) $\geq$ 126 mg/dl (7 mmol/l). Diese Gruppe wird als normales Ausgangskollektiv betrachtet, das den Risikofaktor Diabetes nicht als zusätzliche starke kardiovaskuläre Risikobelastung trägt.

Die Untersuchung der Kontrollgruppe diente der Beschreibung der physiologischen alters- und geschlechtsabhängigen Parameter der diastolischen und systolischen Myokardfunktion, auf Grund derer altersbezogene Normwerte erstellt werden konnten.

2.1.2 Patienten mit Diabetes mellitus Typ 2

Diese Patientengruppe besteht aus 190 Patienten, darunter 121 Männer und 69 Frauen mit einem Durchschnittsalter von 62 Jahren (31 - 86 Jahre). Einschlusskriterien für die Patientengruppe mit Diabetes mellitus Typ 2 waren ein Alter zwischen 20 bis 90 Jahren sowie eine Erkrankung an Typ-2-Diabetes seit mehr als zwei Jahren. Auschlusskriterien waren Alkohol- und Drogabusus, fortgeschrittene Nephropathie oder diabetische Retinopathie sowie schwere unkontrollierbare Hypertension, ein Triglyzeridwert von über 600 mg/dl, eine maligne Erkrankung, oder andere schwere Erkrankungen, wie z.B. Leberzirrhose oder chronische Infektionskrankheiten, weiter psychiatrische Erkrankungen und die gleichzeitige Teilnahme an anderen Studien.

2.2 Studienprotokoll

2.2.1 Studiendesign und Untersuchungszeitraum

Die vorliegende Studie der 3. Medizinischen Klinik des Klinikums Bogenhausen wurde als kontrollierte prospektive Querschnittsstudie durchgeführt. Es wurden 358 Patienten eingeschlossen. Diese Patienten wurden zwischen 2005 und 2007 prospektiv untersucht.

2.2.2 Datenerhebung durch Anamnese und Untersuchungen

Für alle Studienteilnehmer wurde ein standardisierter Fragebogen zur Datenerhebung angelegt. In diesem wurden neben der Erfassung der allgemeinen Daten auch kardiovaskuläre Risikofaktoren und die Medikation berücksichtigt. Bei der allgemeinen Anamnese wurde das Patientenalter, das Geschlecht, die Körpergröße, das Körpergewicht und im Kollektiv der Diabetespatienten die Dauer der Diabeteserkrankung sowie gegebenenfalls diabetologische Folgeerkrankungen, wie Retinopathie (Bericht des Augenarztes), Periphere Polyneuropathie (mittels Vibrations- und Temperaturtest), autonome Polyneuropathie (mittels CAN-Test) und Proteinurie (mittels Combur-Test®-Streifen-Technologie von Roche Diagnostics) erfasst.

Als kardiovakuläre Risikofaktoren wurden eine arterielle Hypertonie, Nikotinabusus, Hyperlipidämie, die Familienanamnese von Myokardinfarkt, Apoplex und Vorhofflimmern sowie ein Ereignis einer Herz- bzw. Gefäßerkrankung (Z.n. Myokardinfarkt, Z.n.

Koronarangiographie, Z.n. PTCA, Vorhofflimmern, Z.n. Apoplex), ein Ereignis von unspezifischem Thoraxschmerz und die körperliche Aktivität der Patienten und Probanden erfasst.

Die Medikamentenanamnese umfasste Betablocker, Calziumantagonisten, ACE-Hemmer, Angiotensin-Rezeptorantagonisten (auch Sartane genannt), HMG-CoA-Reduktasehemmer (Statine), Nitrate, Acetylsalicylsäure und Diuretika. Zudem wurde jeder Patient bzgl. eventueller Zusatzmedikation anamnestiziert. Des Weiteren wurde bei Diabetespatienten die Art der Diabetestherapie dokumentiert, im Einzelnen die orale antidiabetische Therapie in Form von Metformin, Sulfonylharnstoffen und Glitazonen sowie bei Insulintherapie die Insulinsorte und die Menge der täglich gespritzten Einheiten.

Die durchgeführte Untersuchung unterteilte sich in zwei Schwerpunkte. Zum einen wurde bei allen Studienteilnehmern die Myokardfunktion in einer ausführlichen echokardiographischen Untersuchung erhoben und eine Ultraschalluntersuchung der A. carotis mit Blick auf die Gefäßfunktion durchgeführt. Zum anderen erfolgte eine Blutentnahme zur Bestimmung der Nüchternplasmaglukose, des HbA1c, der Lipidparameter und der Entzündungsparameter.

Zudem wurde während der klinischen Untersuchung der Blutdruck der Patienten in Ruhe gemessen. Die Kriterien einer arteriellen Hypertonie waren erfüllt, wenn bei wiederholten Messungen Blutdruckwerte von mehr als 140/90 mmHg verzeichnet wurden und/oder bei bestehender antihypertensiver Medikation. Eine Hyperlipidämie wurde definiert bei einem Plasmacholesterinwert von mehr als 250 mg/dl und/oder Plasmatriglyzeridwerten von mehr als 210 mg/dl und/oder, wenn eine lipidsenkende Medikation vorlag. Ein Nikotinabusus wurde bei Probanden mit aktuellem Nikotinabusus oder einer Raucheranamnese von mindestens zehn Packungsjahren (entspricht eine Zigarettenpackung am Tag über zehn Jahre) festgestellt.

Bestandteil der klinischen Befundung der Diabetespatienten war zusätzlich standardmäßig zum Ausschluss von schweren diabetologischen Folgeerkrankungen das Erheben des Status der peripheren Polyneuropathie mittels Vibrations- und Temperaturtests sowie die Durchführung eines CAN-Tests zur Überprüfung der kardialen autonomen Polyneuropathie. Dieser Test misst die Fähigkeit zur atemabhängigen Regulation der

Herzfrequenz und lässt somit den Rückschluss auf das Stadium einer möglichen autonomen Polyneuropathie zu. Zusätzlich wurde bei allen Diabetespatienten ein Test auf Mikroalbuminurie mittels Teststreifen durchgeführt und ein Bericht eines Augenarztes bzgl. des Status der Retinopathie eingeholt.

Im Anschluss an die Ultraschalluntersuchung wurde den Patienten venöses Blut abgenommen zur Bestimmung von Nüchternplasmaglukose, HbA1c, Cholesterin, Triglyzeriden, LDL, HDL, Kalium, Kreatinin, GOT, Troponin T, CRP, Insulin (nüchtern) und einem kleinen Blutbild. Aus den Werten für Insulin (nüchtern) und für Blutzucker (nüchtern) wurde für jeden Studienteilnehmer der HOMA-Index (Homeostasis Model Assessment) auf folgende Weise berechnet (Matthews, Hosker et al. 1985):

HOMA-Index =
Insulin (nüchtern, µU/ml) ∗ Plasmablutzucker (nüchtern, mg/dl) / 405

Das HOMA-Modell wird bisher schwerpunktmäßig im Bereich der klinischen Forschung eingesetzt. Die Interpretation des HOMA-Indexes erlaubt den Rückschluss auf eine mögliche Insulinresistenz, die bei einem HOMA-Index > 2,5 als sehr wahrscheinlich einzustufen ist (Bonora, Targher et al. 2000).
Das Probenmaterial wurde im Institut für Klinische Chemie des Klinikums Bogenhausen und im Institut für Klinische Chemie und Pathobiocheimie des Klinikums Rechts der Isar in München untersucht und ausgewertet.

2.3 Echokardiographische Untersuchung

In dieser Studie wurden die diastolische und systolische Myokardfunktion sowie die vaskuläre Funktion durch sonographische Darstellung und Messung erhoben. Ultraschalltechniken erlauben eine zuverlässige und reproduzierbare Erfassung des Gefäßstatus und der myokardialen Funktion.

Die Untersuchungen wurden mit einem Ultraschallgerät der Firma ALOKA SSD - 5500 SV durchgeführt, das mit einem Gewebedoppler und einem 2,5 MHz Transducer ausgestattet ist. Parallel zu der echokardiographischen Untersuchung wurde ein EKG aufgezeichnet.

Die echokardiographische Untersuchung fand immer vormittags bei konstanter Raumtemperatur statt. Die Untersuchung wurde im Nüchternzustand durchgeführt. Alle sonographischen Untersuchungen der Patienten mit Diabetes mellitus und der Personen mit normaler Stoffwechsellage wurden von ein- und derselben erfahrenen Person durchgeführt.

2.3.1 Messungen im parasternalen Längsschnitt

Zu Beginn der echokardiographischen Untersuchung wurde in Linksseitenlage die konventionelle zweidimensionale und die M-Mode-Echokardiographie im parasternalen Längsschnitt zur Ausmessung und Beurteilung der Größe des linken Ventrikels genutzt.

Für den parasternalen Längsschnitt wird der Schallkopf zwischen dem 3. bis 5. ICR parastenal links positioniert und die Sektorebene parallel zur langen Herzachse eingestellt. So kommen die Herzspitze am linken Bildrand sowie die Aorta und der linke Vorhof am rechten Bildrand zur Darstellung.

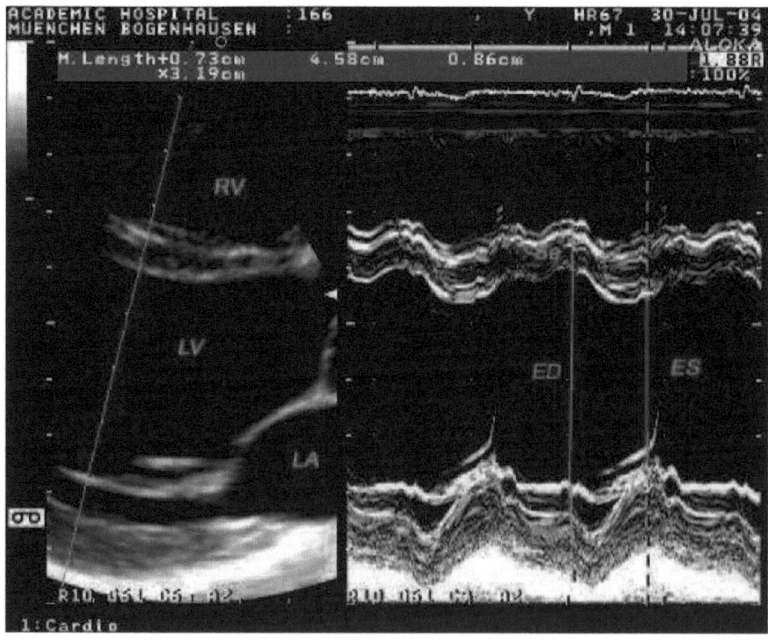

Abbildung 1: Originalregistrierung parasternaler Längsschnitt und M-Mode

Das M-Mode Verfahren stellt den Abstand kardialer Strukturen entlang eines einzelnen Schallstrahls eindimensional dar. Gegen die Zeit aufgetragen erscheinen kardiale Strukturen Wellenlinienförmig und können an definierten Punkten reproduzierbar vermessen werden (Kunert 2006). Anhand dieser Methode wurde der enddiastolische Durchmesser (ED) und der endsystolische Durchmesser (ES) des linken Ventrikels, die enddiastolische Dicke des Septum interventriculare (Se) und die enddiastolische Dicke der linksventrikulären posterioren Wand (PW) bestimmt.

Die Berechnung des Fractional shortening (FS) ist eine Methode, die, durch die Erfassung der Veränderungen des linksventrikulären Durchmessers von diastolischer Dilatation zu systolischer Kontraktion, die linksventrikuläre Funktion beschreibt (Emilsson 2006). Die linksventrikuläre Durchmesserverkürzung berechnet sich aus dem maximalen und minimalen linksventrikulären Längsdurchmesser in folgender Weise:

$$FS (\%) = \frac{ED-ES}{ED} * 100$$

2.3.2 Messungen im apikalen Vierkammerblick

Für die Einstellung des apikalen Vierkammerblicks blieb der/die Studienteilnehmer/in auf die linke Seite gelagert und der Schallkopf wurde an der Stelle des Herzspitzenstoßes positioniert, so dass die Sektorachse in 90° zur langen Herzachse steht. Auf diese Weise kommen wie folgend abgebildet sowohl beide Ventrikel (RV und LV), als auch beide Vorhöfe (RA und LA) zur Darstellung.

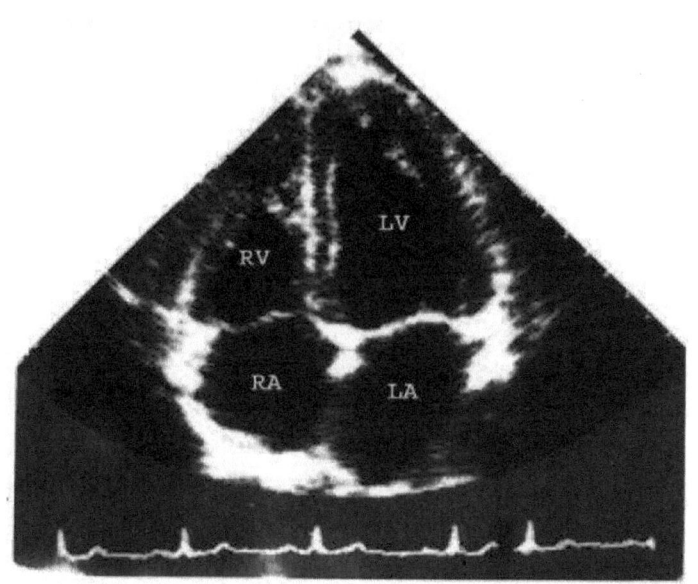

Abbildung 2: Originalregistrierung apikaler Vierkammerblick

In dieser Schnittbilddarstellung wurden der rechte (RA) und der linke Vorhof (LA) endsystolisch in der Längsachse jeweils septumnah ausgemessen und beurteilt. Des Weiteren kann in dieser Einstellung die globale linksventrikuläre Funktion visuell beurteilt werden und der Querdurchmesser des linken Ventrikels (LV) und des rechten Ventrikels (RV) enddiastolisch gemessen werden.

2.3.3 Transmitrales Flussprofil

Für die Bestimmung des transmitralen Flussprofils an der Mitralklappe, einem traditionellen Parameter der globalen Herzfunktion, diente ebenfalls der apikale Vierkammerblick.

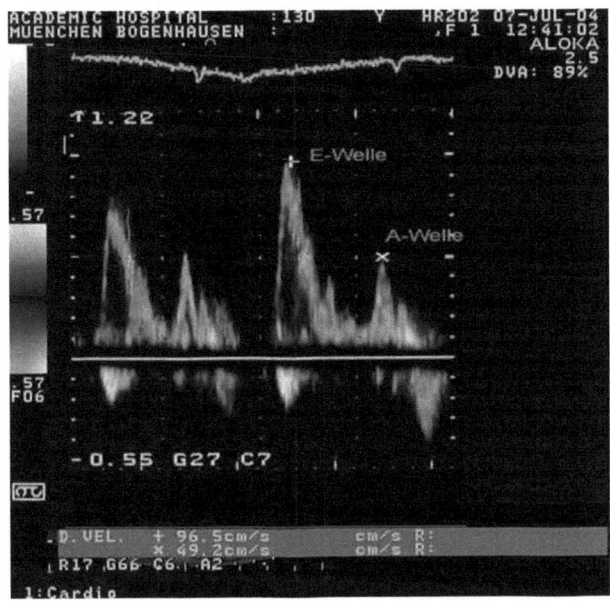

Abbildung 3: Originalregistrierung transmitrales Flussprofil

Dargestellt ist der Blutfluss über der Mitralklappe, mittels pw-Doppler erstellt. Markiert sind die maximale Flussgeschwindigkeit der frühdiastolischen Relaxion (E-Welle) und die durch die Vorhofkontraktion bedingte A-Welle.

Um die Blutflussgeschwindigkeiten zu messen kam der gepulste Doppler (pw-Doppler) zum Einsatz. In der frühen Diastole kommt es durch den atrio-ventrikulären Druckgradienten und die linksventrikuläre Myokardausdehnung zu einem schnellen Fluss über der Mitralklappe, der als E-Welle sichtbar wird. Enddiastolisch kommt es dann durch die Vorhofkontraktion zu einer erneuten Flusszunahme, die als A-Welle bezeichnet wird (Köhler 1996; Kunert 2006). Ist das Verhältnis von E-Welle zu A-Welle (E/A) erniedrigt, so kann dies auf das Vorliegen einer diastolischen Dysfunktion hinweisen (Hettwer, Panzner-Grote et al. 2007).

2.3.4 Gewebedopplerechokardiographie (TDI)

Die Gewebedopplerechokardiographie quantifiziert die regionale und globale systolische und diastolische Myokardfunktion. Bei dieser Methode wird selektiv die Reflexion der Schallwellen am Myokard genutzt, wobei durch entsprechende Filtereinstellung die niedrigen Amplituden des Dopplersignals des Blutes ausgeschaltet werden. So können selektiv die Dopplersignale der kardialen Gewebestrukturen abgebildet werden und regionale Geschwindigkeiten des Myokards gemessen werden (von Bibra, Tuchnitz et al. 2000). TDI erlaubt eine zeitlich hoch auflösende und sensitive Erfassung von Störungen des kardialen Bewegungsablaufs, ermöglicht einen Überblick über die myokardiale Dynamik und die globale Myokardfunktion (Hatle and Sutherland 2000; Kunert 2006) und ermöglicht erstmals die Quantifizierung der diastolischen Funktion.

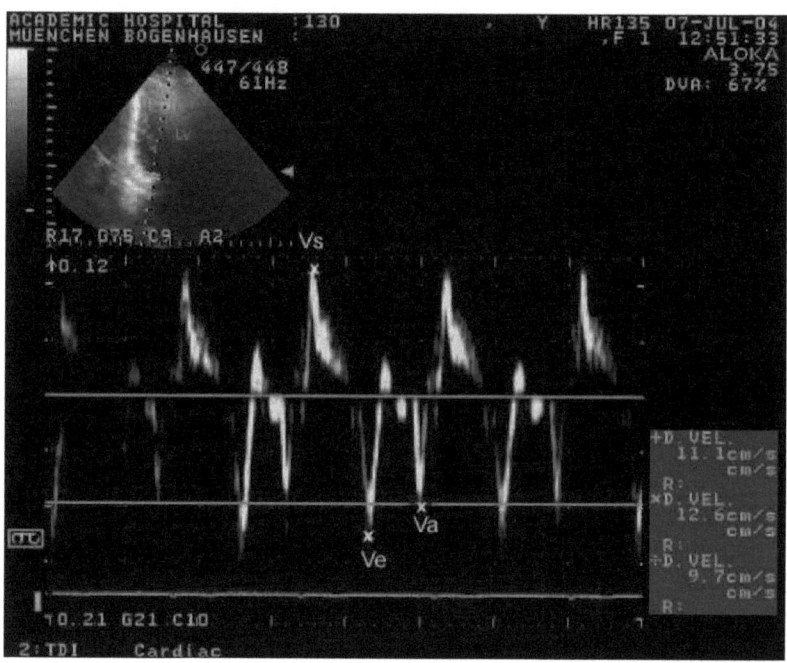

Abbildung 4: Originalregistrierung Gewebedopplerechokardiographie
Dargestellt ist das Gewebedoppler-Signal des Myokards. Markiert sind die systolische Myokardgeschwindigkeit Vs, die frühdiastolische Myokardgeschwindigkeit Ve und die spätdiastolische Myokardgeschwindigkeit Va.

Mit Hilfe der Methode des TDI wurden, wie in Abbildung 4 dargestellt, in apikalen Anlotungsebenen in der Längsachse die myokardialen Wandbewegungsgeschwindigkeiten an insgesamt sechs Positionen gemessen (septal, lateral, inferior, anterior, posterior und anterior septal). Die Messungen wurden systolisch, frühdiastolisch und spätdiastolisch durchgeführt. Der Durchschnittswert der systolisch erhobenen regionalen Geschwindigkeiten ergab das systolische Myokardgeschwindigkeitsmaximum (Vs). Analog wurde das mittlere frühdiastolische Geschwindigkeitsmaximum (Ve) und das mittlere spätdiastolische Geschwindigkeitsmaximum (Va) ermittelt. Diese Parameter repräsentieren die globale Myokardfunktion in Bezug auf die Systole (Vs), die frühe Diastole (Ve) und die späte Diastole (Va) (von Bibra, Thrainsdottir et al. 2005). Aus letzterer Publikationen stammt auch die Beobachtung, dass physiologisches Altern in so hohem Ausmaß zur Reduktion von Ve führt, dass diagnostische Abgrenzung von Normal- zu Dysfunktion unter Bezugnahme auf die Relation Ve/Alter erfolgen sollte.

2.4 Erfassung hämodynamischer Parameter

Parallel zu der echokardiographischen Untersuchung wurde ein EKG aufgezeichnet, die Herzfrequenz bestimmt und im Rahmen der vaskulären Ultraschalluntersuchung der Blutdruck (RR) der Patienten gemessen. Aus dem Produkt der Herzfrequenz und des systolischen Blutdrucks wurde das Druck-Frequenz-Produkt, auch Rate-Pressure-Product (RPPr) genannt, errechnet.

$$\text{Druck-Frequenz-Produkt} = HF * systol.\ RR$$

Dieser Parameter steht für die verrichtete Herzarbeit, die sowohl durch den Anstieg der Herzfrequenz, als auch durch den Anstieg des systolischen Blutdrucks vergrößert wird.

Aus der Differenz des systolischen und des diastolischen Blutdrucks (RR) wurde die Blutdruckamplitude errechnet:

$$\text{Blutdruckamplitude} = systol.\ RR - diastol.\ RR$$

Die Blutdruckamplitude, oder auch Pulse Pressure genannt, wird durch die Elastizität der Gefäße, das Schlagvolumen des linken Ventrikels und die Dauer der Diastole beeinflusst.

2.5 Messungen der vaskulären Funktion

Die vaskuläre Funktion wurde durch die Ultraschalluntersuchung an der A. carotis communis erhoben. Die sonographischen Messungen wurden in Ruhebedingungen in Rückenlage vorgenommen. Der Ultraschallkopf wurde an der rechten A. carotis communis etwa ein bis zwei Zentimeter proximal des Bulbus carotis aufgesetzt und so ausgerichtet, dass in der longitudinalen Ansicht das maximale Lumen deutlich dargestellt wurde und die echoreichen Grenzflächen parallel zur Darstellung kamen. Sowohl für die Bildgewinnung in der Echokardiographie wie auch beim Doppler-Ultraschall kommen an der A. carotis communis spezialisierte hochfrequente Schallköpfe (13 MHz) mit hoher Auflösung, jedoch niedrigerer Eindringtiefe zum Einsatz. Die Intima-Media-Dicke wurde in Millimetern gemessen und aus vier Einzelmessungen gemittelt. Die Messung erfolgte anhand der echoreichen Grenzflächen von Gefäßlumen und Intima bzw. der Media und Adventitia der A. carotis communis als Mittelwert aus vier Einzelmessungen.

Die Ermittlung der Intima-Media-Dicke als Parameter mit prädiktiver Wertigkeit ist zur Diagnostik arteriosklerotischer Erkrankungen etabliert (Meyer 2008). Sie gibt Aufschluss über die Qualität der Arterienwände und erlaubt die Beurteilung der allgemeinen vaskulären Funktion (Lorenz, Markus et al. 2007).

Die vaskuläre Steifigkeit und Funktion wurde mittels Echo-Tracking untersucht (siehe Abbildung 5). Um die Durchmesseränderungen während eines Herzzyklus zu erfassen, wurde der Echo-Tracking-Strahl rechtwinklig zu den echoreichen Grenzschichten der Arterienwand ausgerichtet und das Echo-Tracking an der Grenze zur Adventitia durchgeführt. Die Methode des Echo-Tracking umfasst die Messung der arteriellen Durchmesserveränderungen der A. carotis communis und die Abgleichung dieser Werte mit den systolisch und diastolisch gemessenen Blutdruckwerten. Der Blutdruck wurde am linken Oberarm des Patienten gemessen und in den Ablauf der Ultraschalluntersuchung integriert. Die Erfassung des maximalen und minimalen Arteriendurchmessers lässt nach Kalibrierung des Maximums mit dem systolischen Blutdruck und des Minimums mit dem diastolischen Blutdruck den Rückschluss auf den arteriellen Druckverlauf zu, da arterielle Druckänderungen und arterielle Durchmesseränderungen im gemessenen Zeitverlauf praktisch identische Veränderungen durchlaufen (Sugawara, Niki et al. 2000; Meinders and Hoeks 2004).

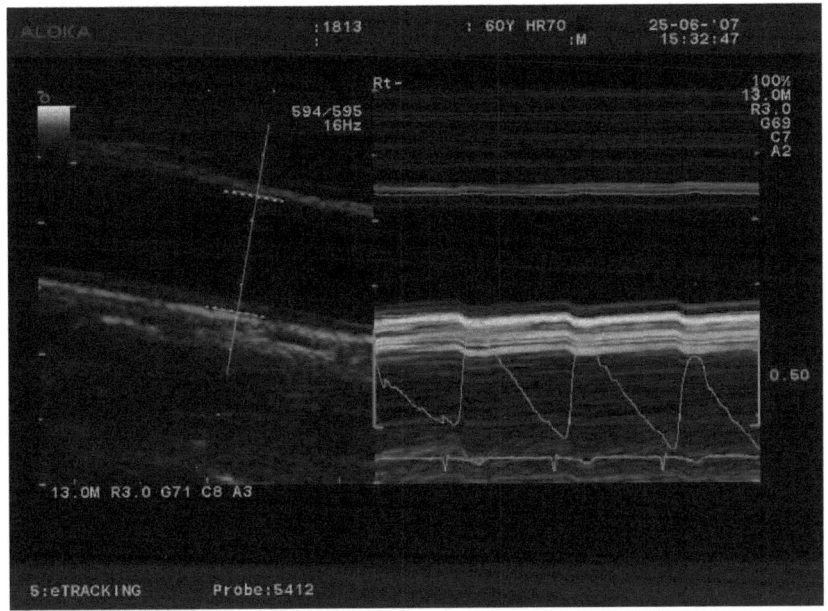

Abbildung 5: Originalregistrierung Carotis-Doppler und Echo-Tracking

Darstellung der Messung der Durchmesseränderung der ACC anhand des senkrecht auf der Gefäßwand stehenden Dopplerstrahls (grün) mittels Echo-Tracking Methode.

Weiterhin wurden die Gefäßsteifigkeit und die ventrikuloarterielle Interaktion mittels des Elastizitätsmoduls ε, mittels des Steifigkeitsindex ß und als Wave intensity (WI) gemessen. Der Steifigkeitsindex ß und das Elastizitätsmodul ε konnte durch die Methode des Echo-Tracking ermittelt werden.

Das Elastizitätsmodul ε (Elastic modulus) wurde mittels folgender Formel berechnet (Mackenzie, Wilkinson et al. 2002):

$$\text{Elastic modulus } \varepsilon = \frac{\Delta P \times Dd}{\Delta D}$$

Das Elastizitätsmodul ε wird in der Einheit Kilopascal angegeben. ΔP ergibt sich aus der Differenz zwischen Ps und Pd, desgleichen ergibt sich ΔD aus der Differenz zwischen Ds und Dd. Ps bezeichnet hierbei den systolischen, Pd den diastolischen Blutdruck. Ferner steht Ds für den systolischen Durchmesser bzw. Dd für den diastolischen Durchmesser der A. carotis (Claridge, Bate et al. 2008).

Der Steifigkeitsindex ß berücksichtigt die annähernd logarithmische Abhängigkeit der Steifigkeit vom Blutdruck und kann durch folgende Formel berechnet werden (Mackenzie, Wilkinson et al. 2002):

$$\text{Stiffness index } ß = \frac{\ln(Ps/Pd)}{\Delta D / Dd}$$

Ps steht für den systolischen Blutdruck, Pd für den diastolischen Blutdruck. ΔD ergibt sich aus der Differenz des systolischen und des diastolischen Durchmessers, Dd steht für den maximalen diastolischen Durchmesser. ß ist dimensionslos, je höher der Wert, desto steifer ist die durch ihn beschriebene Arterienwand.

Die Wave intensity ist ein hämodynamischer, kardiovaskulärer Parameter, der den Energiefluss durch die Wellenbewegung des Blutes im arteriellen Gefäßsystem beschreibt und auf folgende Weise beschrieben werden kann:

$$WI = dP/dt * dU/dt$$

Die gemessenen Wellen des Drucks (P) und der Blutflussgeschwindigkeit (U) mit ihren Amplituden dP (+/-) und dU (+/-) ergeben eine charakteristische Kurve mit zwei Maxima (Parker 2009). Das erste positive Maximum W1 entspricht dem systolischen Druckanstieg und der Beschleunigung des Flusses, der durch die Kontraktion des linken Ventrikels und dessen Auswurfleistung produziert wird. Es konnte gezeigt werden, dass das Ausmaß des ersten Maximums W1 mit der myokardialen Inotropie korreliert (Ohte, Narita et al. 2003). Das zweite positive Maximum W2 entspricht der endsystolischen Verlangsamung des Flusses und der beginnenden Druckminderung im arteriellen System (Sugawara, Niki et al. 2009).

2.6 Statistische Auswertungsmethoden

Die Datenerfassung wurde in einer Datenmatrix für Microsoft® Excel® 2003 vorgenommen und anschließend mittels einer Datenmatrix in SPSS 12.0 Software berechnet.

Die deskriptive Datenanalyse wurde mit arithmetischem Mittelwert, Standard-abweichung und Median (in Klammern angegeben) ausgeführt. Häufigkeiten sind als relative Häufigkeit in Prozentzahl und absoluter Häufigkeit tabellarisch dargestellt. Im Rahmen dieser genderspezifischen Untersuchung wurden die kategorialen Variablen mittels des Chi-Quadrat-Tests auf stochastische Unabhängigkeit hin untesucht. Wird die Annahme der Unabhängigkeit signifikant abgelehnt, muss angenommen werden, dass die jeweils untersuchte Variable durch das Geschlecht beeinflusst wurde.

Zur Darstellung der verschiedenen Fallgruppen wurden für alle untersuchten Parameter gruppierte Boxplotdiagramme erstellt. Das Kollektiv setzt sich aus folgenden Gruppen zusammen:

Normalkollektiv (0):
- Gruppe N1: Frauen ohne Diabetes
- Gruppe N2: Männer ohne Diabetes
-

Diabeteskollektiv (1):
- Gruppe D1: Frauen mit Diabetes
- Gruppe D2: Männer mit Diabetes
-

Desweiteren wurde mittels einer linearen Regressionsanalyse die jeweilige Gleichung zur Bestimmung des altersbezogenen Ve- bzw. Vs-Normwerts bestimmt. Hierfür wurde anhand der Daten des Normalkollektivs (Studienteilnehmer ohne Diabetes und frühere Herz- bzw. Arterienerkrankung) ein lineares Modell angefertigt, wobei Ve gegen das Alter aufgetragen wurde. Gleiches gilt für die Bestimmung des Vs-Normwerts. Die Differenz zu diesem Normwert zeigt die individuelle Abweichung von der altersnormierten myokardialen Funktion des einzelnen Patienten auf.

Für die zur Anwendung kommenden statistischen Tests ist die Normalverteilung der Daten in der Grundgesamtheit vorauszusetzen. Deshalb wurden für die zu untersuchenden Parameter jeweils Histogramme erstellt, die durch die Überlagerung mit einer Normalverteilungskurve bzgl. ihrer Normalverteilung untersucht wurden. Die Vorraussetzung für die Durchführung der One-way-ANOVA ist durch die hinreichende Normalverteilung der Daten gewährleistet.

Die univariate Varianzanalyse, nach der englischen Bezeichnung one-way-analysis of variance, wird kurz auch als one-way-ANOVA bezeichnet und kommt in Fällen mit mehr als zwei Gruppen zur Anwendung. Mittels der one-way-ANOVA wird ermittelt, ob die Varianz zwischen den Gruppen größer ist als die Varianz innerhalb der Gruppen. Dadurch kann geprüft werden, ob die Gruppeneinteilung sinnvoll ist oder nicht bzw. ob sich die Gruppen signifikant unterscheiden oder nicht. Die Varianzanalyse wurde für alle stetigen Variablen durchgeführt und zeigte für die jeweilige Einflussgröße stets ein signifikantes ANOVA-Ergebnis.

Anschließend wurde die Vergleichstechnik des Post-Hoc Tests Bonferroni angewendet. Dieser Test erlaubt die Ermittlung der Differenz zwischen gepaarten Mittelwerten während die Alphafehler-Kumulierung bei multiplen Paarvergleichen neutralisiert wird. Für Gruppenmittelwerte, die auf einem Alpha-Niveau von 0,05 signifikant voneinander abweichen, liegt ein signifikanter Gruppenunterschied vor. Auch dieser Test wurde für alle stetigen Variablen durchgeführt. Die Ergebnisse des Post-Hoc Tests Bonferroni sind für die in den Tabellen beschriebenen Zielgrößen jeweils als P-Wert eingefügt. P1 beschreibt die Ergebnisse im Vergleich der Gruppen „männlich, kein Diabetes" und „weiblich, kein Diabetes". Die Ergebnisse des Vergleichs der Gruppen „männlich, mit Diabetes" und „weiblich, mit Diabetes" werden als P2 bezeichnet.

P3 beschreibt Signifikanzen zwischen dem weiblichen Normalkollektiv und dem weiblichen Diabeteskollektiv. P4 bezieht sich auf Signifikanzen zwischen dem männlichen Normalkollektiv und dem männlichen Diabeteskollektiv. Signifikanzen zwischen dem Normalkollektiv in Bezug zum Patientenkollektiv mit Diabeteserkrankung werden auf Grund der wesentlichen Einflussgröße des Diabetes mellitus im Patientenkollektiv als krankheitsbedingt gewertet und werden nachfolgend nur ergänzend zur Erläuterung der geschlechtsspezifischen Ergebnisse beschrieben.

Für den prä- und postmenopausalen Vergleich wurde zunächst im jeweiligen Alterskollektiv unabhängig der Stoffwechsellage eine Analyse mittels T-Test durchgeführt. P5 beschreibt Signifikanzen zwischen der weiblichen gemischten prämenopausalen Gruppe und der Gruppe des entsprechenden männlichen Alterskollektivs. P6 beschreibt Signifikanzen zwischen der weiblichen gemischten postmenopausalen Gruppe und dem entsprechenden männlichen Alterskollektiv.

In einer weiteren Analyse wurde jeweils das prä- und postmenopausale Kollektiv bzgl. der Diabeteserkrankung differenziert betrachtet. Hierfür wurde im prämenopausalen Kollektiv eine Analyse mittels one-way-ANOVA und Post-Hoc Test Bonferroni durchgeführt. Die Ergebnisse sind in Tabelle 10 a aufgeführt. P7 beschreibt die Ergebnisse im geschlechtsspezifischen Vergleich mit normaler Stoffwechsellage, P8 die mit diabetischer Stoffwechsellage. Entsprechend erfolgte eine Analyse mittels one-way-ANOVA und Post-Hoc Test Bonferroni im postmenopausalen Kollektiv. In Tabelle 10 b beschreibt P9 die Ergebnisse des geschlechtsspezifischen Vergleichs im postmenopausalen Kollektiv mit normaler Stoffwechsellage, P10 die Ergebnisse bei diabetischer Stoffwechsellage.

Als statistisch signifikant wurde ein p-Wert < 0,05 erachtet.

3. Ergebnisse

3.1 Demographische und klinische Daten des Patientenkollektivs

Insgesamt wurde ein Kollektiv von 358 Patienten in die Studie eingeschlossen. Darunter befinden sich 167 weibliche und 192 männliche Individuen. Die herzgesunde Gruppe setzt sich aus 168 Patienten zusammen, darunter 98 Frauen (58 %) und 70 Männer (42 %). Die Gruppe der Diabetiker besteht aus 190 Patienten, zusammengesetzt aus 69 Frauen (36 %) und 121 Männern (64 %).

Tabelle 1: Eingeschlossene Patienten

Eingeschlossene Patienten	Kollektiv (n = 358)	Gruppe ohne Diabetes (n = 168)	Gruppe der Diabetiker (n = 190)
Frauen	46,6 % (167)	58,3 % (98)	36,3 % (69)
Männer	53,4 % (191)	41,7 % (70)	63,7 % (121)

Angaben sind Prozentwerte und Fallzahlen in Klammern angegeben.

Das Durchschnittsalter der Gruppe ohne Diabetes mellitus beträgt 53 Jahre (20 - 86 Jahre) bei einem mittleren BMI von 25 kg/m². In dieser Gruppe finden sich in den Untergruppen N1 und N2 keine signifikanten Unterschiede bzgl. des Durchschnittsalters und des BMIs. Die Gruppe der Patienten mit Diabetes hat ein Durchschnittsalter von 62 Jahren (31 - 86 Jahre). Auch in der kardiovaskulären Risikogruppe mit Diabeteserkrankung, höherem Durchschnittsalter und größerem BMI gibt es zwischen den Untergruppen D1 und D2, wie in Tabelle 2 aufgelistet, keine signifikanten Unterschiede bzgl. des Durchschnittsalters und des BMIs.

Tabelle 2:   Allgemeine Eigenschaften

Parameter	Weibliche normale Gruppe N1 n = 98	P1	Männliche normale Gruppe N2 n = 70	Weibliche Diabetiker Gruppe D1 n = 69	P2	Männliche Diabetiker Gruppe D2 n = 121
Alter (Jahre)	54,5 (±15,8) 57	1,000	51,8 (±14,5) 54,5	63 (±10,5) 63	1,000	60,9 (±11,1) 63
Größe (cm)	166,2 (±6,5) 165	0,000	179,6 (±6,8) 180	163,3 (±6,3) 164	0,000	175,5 (±7,7) 175,5
Gewicht (kg)	67,7 (±13,1) 68	0,000	81,1 (±11,8) 80	83,9 (±16,6) 83	0,000	94 (±18,2) 92,5
Body mass Index (kg/m²)	24,5 (±4,9) 23,5	1,000	25,2 (±3,8) 24,7	31,4 (±5,8) 30,5	1,000	30,4 (±4,9) 29,7

Angaben sind Mittelwerte mit Standardabweichung und Median.

Im Normalkollektiv, bestehend aus der Gruppe N1 und N2, treten deutlich weniger kardiovaskuläre Risikofaktoren auf, als im Diabeteskollektiv, bestehend aus D1 und D2. In der Gruppe ohne Diabetes treten bei 24,4 % der kardiovaskuläre Risikofaktor arterielle Hypertonie auf (Frauen führend mit 27,6 %, vs. 20 % der Männer), bei 12,5 % Nikotinabusus (Männer signifikant häufiger mit 19,6 % vs. 7,1 % der Frauen) und bei 32 % eine Hyperlipidämie (Frauen führend mit 36,7 % vs. 25,7 % der Männer). Bei 10 % des Normalkollektivs wird anamnestisch in der Vorgeschichte ein Ereignis eines unspezifischen Thoraxschmerzes angegeben, ohne dass ein kardiovaskulärer Hintergrund festgestellt wurde. In dieser Gruppe liegt entsprechend des in der Normalbevökerung bei Männern stärker ausgeprägten Rauchverhaltens (Bundesamt 2011) ein signifikanter Unterschied für die Häufigkeit des Risikofaktors Nikotinabusus vor.

Im Diabeteskollektiv leiden 71% an arterieller Hypertonie (Frauen führend mit 78,3 %, vs. 66,9 % der Männer), bei 24 % wird Nikotinabusus angegeben (Männer führend mit 27,3 %, vs. 18,8 % der Frauen). Bei 51 % ist eine Hyperlipidämie manifest (Frauen führend mit 58 %, vs. 47,1 % der Männer) und bei 5 % wird anamnestisch ein unspezifischer Thoraxschmerz angegeben, bei dem sich kein kardiovaskulärer Hintergrund diagnostizieren ließ. In der Gruppe der Diabetiker traten in der Vorgeschichte zudem kardiovaskuläre Ereignisse auf, die in der Gruppe des Normalkollektivs als Ausschlusskriterium galten, um die Trennschärfe zwischen den Gruppen deutlich zu halten. Im Diabetikerkollektiv ergab sich in der Patientenanamnese bei 8 % der Patienten ein Zustand nach Apoplex (Männer führend mit 9,1 %, vs. 7,2 % der Frauen). Eine Koronarangiographie wurde bereits bei 18,8 % der Frauen und 8,3 % der Männer im

Diabeteskollektiv durchgeführt; somit signifikant häufiger bei weiblichen Patienten. Eine PTCA wurde bei 7 % durchgefürt (Frauen 5,8 %, Männer 8,3 %). Bei 3 % hatte sich bereits in der Vorgeschichte ein Myokardinfarkt manifestiert (bei 2,9 % der Frauen sowie bei 3,3 % der Männer) und bei 2,6 % der Diabetespatienten lag bereits Vorhofflimmern vor, das Frauen mit 5,8 % signifikant häufiger beeinträchtigte.

Tabelle 3: Verteilung der Risikofaktoren

Risikofaktoren	Weibliche normale Gruppe N1 n = 98	P1	Männliche normale Gruppe N2 n = 70	Weibliche Diabetiker Gruppe D1 n = 69	P2	Männliche Diabetiker Gruppe D2 n = 121
Hypertension	27,6 % (27)	0,283	20 % (14)	78,3 % (54)	0,115	66,9 % (81)
Nikotinabusus	7,1 % (7)	**0,026**	18,6 % (13)	18,8 % (13)	0,238	27,3 % (33)
Hyperlipidämie	36,7 % (36)	0,132	25,7 % (18)	58 % (40)	0,150	47,1 % (57)
Z. n. unspezif. Thoraxschmerz	13,3 % (13)	0,077	5,7 % (4)	5,8 % (4)	0,838	5 % (6)
Z. n. Apoplex	0 % (0)	-	0 % (0)	7,2 % (5)	0,507	9,1 % (11)
Z. n. Koronarangiographie	0 % (0)	-	0 % (0)	18,8 % (13)	**0,036**	8,3 % (10)
Z. n. PTCA	0 % (0)	-	0 % (0)	5,8 % (4)	0,509	8,3 % (10)
Myokardinfarkt	0 % (0)	-	0 % (0)	2,9 % (2)	0,862	3,3 % (4)
Vorhofflimmern	0 % (0)	-	0 % (0)	5,8 % (4)	**0,046**	0,8 % (1)

Angaben sind Prozentwerte und Fallzahlen in Klammern angegeben.

Der Vergleich der eingesetzten Medikamente umfasste im Einzelnen den Einsatz von ACE-Hemmern, AT_1-Rezeptorantagonisten, Betablockern, Kalziumantagonisten, Diuretika, Acetylsalicylsäure (ASS), Statinen (HMG-CoA-Reduktase-Hemmer) und Nitraten. Weiterhin wurden in der Therapie des Diabetes mellitus die oralen Antidiabetika als Medikamentengruppe erfasst und bzgl. Metformin, Sulfonylharnstoffe und andere orale Antidiabetika untergliedert. Bei Insulintherapie wurde die Menge der gespritzten Einheiten erfasst. Im untersuchten Kollektiv ergaben sich keine signifikanten Unterschiede im Einsatz der Medikamente bei Männern und Frauen. Tendenziell war der Gebrauch an Diuretika bei den Frauen des Normalkollektivs und auch bei den Frauen im Kollektiv mit Diabetes größer. Betablocker wurden hingegen nur im Normalkollektiv tendentiell bei

Frauen häufiger eingenommen und Statine im diabetischen Kollektiv. Die Menge der täglich gespritzten Insulineinheiten in den Subgruppen D1 und D2 des Diabeteskollektivs unterschied sich nicht signifikant.

Tabelle 4: Medikation

Medikation	Weibliche normale Gruppe N1 n = 98	P1	Männliche normale Gruppe N2 n = 70	Weibliche Diabetiker Gruppe D1 n = 69	P2	Männliche Diabetiker Gruppe D2 n = 121
OAD	0 % (0)	-	0 % (0)	36,2 % (25)	0,513	32,2 % (39)
- Metformin	0 % (0)	-	0 % (0)	34,8 % (24)	0,292	28,1 % (34)
- Sulfonylharnstoff	0 % (0)	-	0 % (0)	2,9 % (2)	0,149	8,3 % (10)
- andere OAD	0 % (0)	-	0 % (0)	2,9 % (2)	0,074	0 % (0)
Insulintherapie	0 % (0)	-	0 % (0)	84,1 % (58)	0,844	85,1 % 103)
ACE- Hemmer	12,2 % (12)	0,243	7,1 % (5)	46,4 % (32)	0,593	43 % (52)
AT_1-Rezeptorantagonisten	9,2 % (9)	0,207	4,3 % (3)	18,8 % (13)	0,303	13,2 % (16)
Betablocker	20,4 % (20)	0,054	10 % (7)	31,9 % (22)	0,627	29 % (35)
Kalziumantagonisten	5,1 % (5)	0,642	7,1 % (5)	18,8 % (13)	0,165	11,6 % (14)
Diuretika	10,2 % (10)	0,056	2,9 % (2)	31,9 % (22)	0,053	19 % (23)
ASS	12,2 % (12)	0,399	8,6 % (6)	33,3 % (23)	0,628	30,6 % (37)
Nitrate	0 % (0)	-	0 % (0)	1,4 % (1)	0,433	3,3 % (4)
Statine	12,2 % (12)	0,986	12,9 % (9)	43,5 % (30)	0,074	30,6 % (37)

Angaben sind Prozentwerte und Fallzahlen in Klammern angegeben.

3.2 Ergebnisse der Laborparameter

Erwartungsgemäß liegen die Laborwerte der Gruppe ohne Diabetes mellitus Typ 2 für die Parameter HbA1c, HOMA-Index und Blutzucker (nüchtern) im Normbereich. Die Gruppe der Diabetiker liegt für diese Parameter krankheitsbedingt außerhalb der Normwerte und zeigt sowohl pathologisch erhöhte Nüchternblutzuckerwerte sowie eine erhöhte Insulinresistenz (HOMA-Index in Gruppe D1 und D2 > 10).

Die Gruppe der Diabetiker zeigt innerhalb der Untergruppen keinen signifikanten Unterschied bzgl. des HbA1c. Somit kann von einem ausgeglichenen Profil bzgl. der Langzeiteinstellung des Diabetes ausgegangen werden. Die Triglyzeridwerte liegen im Normalkollektiv im Mittel bei 109,8 mg/dl, im Gegensatz zum Diabeteskollektiv, das mit durchschnittlich 157,3 mg/dl deutlich schlechter liegt. Im aufgesplitteten Gruppenvergleich ergeben sich für die Parameter Triglyzeride und LDL keine signifikanten Unterschiede zwischen den weiblichen und männlichen Studienteilnehmern beider Gruppen. Signifikante Differenzen bzgl. des Geschlechts bestehen für die Werte Cholesterin, HDL und Kreatinin. Die weiblichen Probanden zeigen sowohl in der normalen Gruppe, als auch in der Diabetikergruppe einen höheren Cholesterinspiegel als die männlichen Studienteilnehmer. Auch das HDL ist jeweils in der weiblichen Gruppe signifikant höher. Der Wert des Kreatinins liegt in der weiblichen Gruppe in beiden Kollektiven signifikant unter dem Wert der männlichen Gruppe. Die nicht einzeln benannten Laborparameter zeigen keine signifikanten geschlechtsspezifischen Differenzen. Eine Übersicht der Laborparameter ist in Tabelle 5 einsehbar.

Tabelle 5: Darstellung der Laborparameter

Laborparameter	Weibliche normale Gruppe N1 n = 98	P1	Männliche normale Gruppe N2 n = 70	Weibliche Diabetiker Gruppe D1 n = 69	P2	Männliche Diabetiker Gruppe D2 n = 121
HbA1c (%)	5,6 (±0,4) 5,6	1,000	5,6 (±0,3) 5,7	7,2 (±1,5) 7	1,000	7,4 (±1,8) 6,8
HOMA-Index	1,7 (±1,5) 1,4	1,000	2,3 (±4) 0,9	10,03 (±12) 5,5	1,000	10,9 (±15,1) 6,1
Blutzucker (mg/dl)	97,6 (±19) 95	1,000	100,5 (±14,3) 100	164 (±2,6) 158	1,000	157,2 (±47,8) 151
Insulin (µIU/ml)	8,2 (±7,3) 6,6	1,000	10,8 (±19,5) 4,3	28 (±31,4) 16,2	1,000	30,2 (±35,8) 16,2
Triglyzeride (mg/dl)	107,6 (±53,3) 94	1,000	113,8 (±80) 93	151,2 (±95) 131	1,000	160,8 (±92,2) 132
Cholesterin (mg/dl)	217,8 (±44,2) 212	0,009	193 (±44,3) 204	203 (±59,3) 201	0,057	186,2 (±38,8) 188,5
HDL (mg/dl)	62,6 (±13,8) 61	0,000	46,3 (±12,4) 47	55,1 (±14,2) 52	0,000	46,7 (±11,3) 45
LDL (mg/dl)	136,6 (±38,8) 137,5	0,648	125,3 (±34,2) 133	124 (±36) 122	0,477	113,7 (±35,8) 116
Kreatinin (mg/dl)	0,87 (±0,1) 0,9	0,001	1,08 (±0,34) 1,01	0,85 (±0,3) 0,8	0,000	1,02 (±0,26) 1
CRP (mg/dl)	0,4 (±0,7) 0,1	1,000	0,22 (±0,4) 0,1	0,63 (±0,9) 0,3	1,000	0,47 (±0,6) 0,3
Leukozyten (G/l)	6,7 (±2,7) 6	0,356	7,9 (±2,6) 6,9	6,8 (±1,7) 6,7	1,000	6,6 (±1,8) 6,7

Angaben sind Mittelwerte mit Standardabweichung und Median.

3.3 Parameter der Myokardfunktion und hämodynamische Parameter

Die frühdiastolische Myokardfunktion Ve war im Mittel nicht unterschiedlich zwischen Männern und Frauen des Normalkollektivs (Tabelle 6). Die Regressionsgleichung von Ve als Funktion vom Alter war dabei für Männer

$Ve = (-0,16 * Alter) + 19$

und für Frauen praktisch identisch mit

$Ve = (-0,15 * Alter) + 19$.

Wegen des Fehlens geschlechtsspezifischer Unterschiede für das altersbezogene Ve im Normalkollektiv wurde aus den gepoolten Daten die resultierende Regressionsgleichung berechnet:

Ve = (-0,15 ∗ Alter) + 19 (Abbildung 6)

und dann unter Berücksichtigung der hierbei beobachteten Streuung die untere Grenzlinie von Normal- zu Dysfunktion definiert als individueller Grenzwert
VeNorm = (-0,15 ∗ Alter) + 18 (von Bibra, Thrainsdottir et al. 2005).

In Analogie zu dieser Verhaltensweise wurde auch für die systolische Myokardfunktion Vs die Regressionsgleichung für die gepoolten Daten des Normalkollektivs errechnet
Vs = (-0,04 ∗ Alter) + 10,5 (Abbildung 7)

und hieraus die Definitionsgrenze zur systolischen Dysfunktion individuell bestimmt als
VsNorm = (-0,04 ∗ Alter) + 8,4.

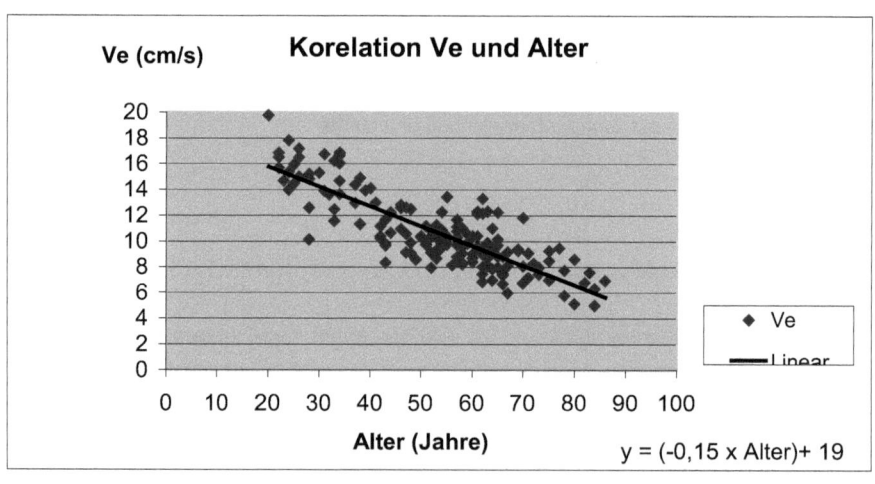

Abbildung 6: Punktdiagramm Ve bzgl. des Alters

Dargestellt ist die lineare Regressionsgerade der frühdiastolischen Myokardgeschwindigkeit Ve gegen das Alter.

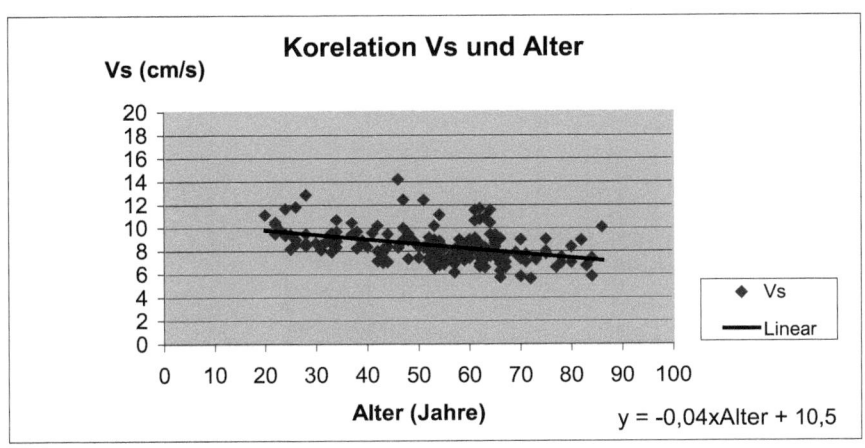

Abbildung 7: Punktdiagramm Vs bzgl. des Alters

Dargestellt ist die lineare Regressionsgerade der systolischen Myokardgeschwindigkeit Vs gegen das Alter.

Der Parameter zum altersunabhängigen Vergleich der Gruppen bzgl. der myokardialen Funktion ist der Differenzwert zwischen dem individuell gemessenen Ve bzw. Vs und dem durch die Regressionsanalyse berechneten altersbezogenen Normwert für Ve bzw. für Vs:

Differenz (dVe Norm) = Ve - Ve Norm
Differenz (dVs Norm) = Vs - Vs Norm als Abweichung zur Norm.

Ein negativer Wert weist somit auf eine Unter- oder Dysfunktion hin. Die Differenz zu den altersbezogenen Normwerten für Ve (dVe Norm) zeigt keinen signifikanten Unterschied zwischen den Geschlechtern. Jedoch liegt Ve sowie auch dVeNorm für Männer und Frauen im diabetischen Kollektiv signifikant unter den Werten des Normalkollektivs (vgl. Abbildung 8 und Tabelle 8).

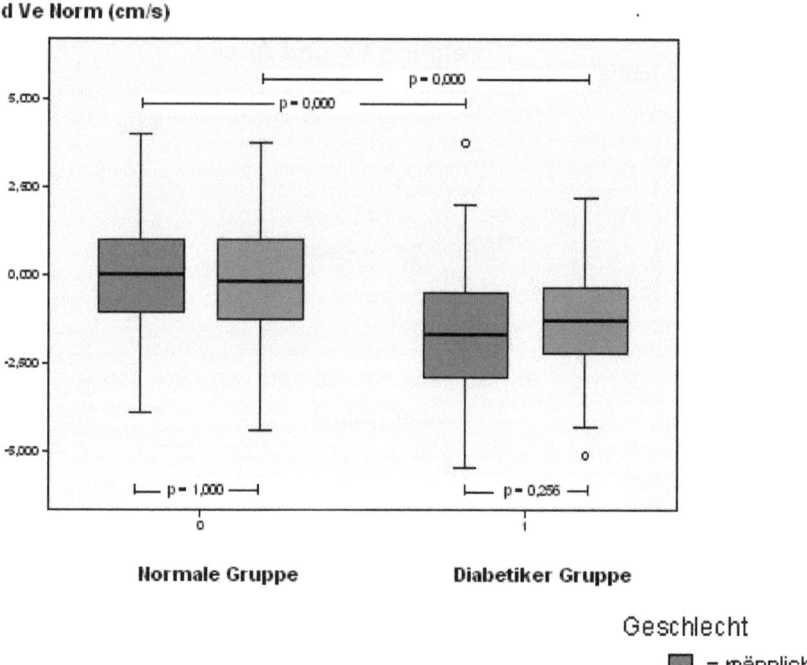

Abbildung 8: dVeNorm im Normalkollektiv und im Diabeteskollektiv

Dargestellt als Boxplots die Differenz zu den altersbezogenen Normwerten für Ve (dVeNorm) in den Gruppen des Normalkollektivs 0 (links): N1 (weiblich, lila), N2 (männlich, grün) und im Diabeteskollektiv 1 (rechts): D1 (weiblich, lila), D2 (männlich, grün).

Die Differenz zu den altersbezogenen Normwerten für Vs (dVs Norm) zeigt im Normalkollektiv eine signifikante Geschlechtsdifferenz zu Gunsten des männlichen Kollektivs ohne Diabetes, jedoch ist dieser Unterschied im Kollektiv mit Diabeteserkrankung nicht signifikant. Wie in Tabelle 8 b dargestellt, finden sich in der Gruppe der Diabetiker – neben dem signifikant niedrigeren dVeNorm – u.a. signifikant höhere systolische Blutdruckwerte, ein größeres Druck-Frequenz-Produkt und eine größere Blutdruckamplitude als in der Gruppe ohne Diabetes. Der diastolische Blutdruck zeigt im Diabeteskollektiv keine signifikant veränderten Werte.

Im geschlechtsspezifischen Vergleich zeigt sich im weiblichen Diabeteskollektiv die Blutdruckamplitude signifikant größer bei signifikant niedrigerem diastolischen Blutdruck. Für die Parameter systolischer Blutdruck, Herzfrequenz und Druck-Frequenz-Produkt ergeben sich keine signifikanten geschlechtsspezifischen Unterschiede (vgl. Tabelle 6).

Die Größe des linken Vorhofs (LA), die interventrikuläre Septumdicke (Se) und der linksventrikuläre enddiastolische Durchmesser (ED) zeigen sowohl im Normalkollektiv, als auch im Diabeteskollektiv einen signifikanten Unterschied zwischen den Geschlechtern. Es ergeben sich jeweils für die männliche Gruppe die größeren Messergebnisse der myokardialen Strukturen. Bei der Messung der posterioren Wand (PW) besteht im Normalkollektiv keine signifikante Differenz, im Diabeteskollektiv ist hingegen eine signifikant dickere posteriore Myokardwand im männlichen Kollektiv zu verzeichnen. Für den systolischen linksventrikulären Durchmesser (ES) besteht sowohl zwischen den beiden Studiengruppen, als auch zwischen den Untergruppen kein signifikanter Unterschied. Dies gilt ebenso für die Messergebnisse des Fractional shortening (FS), der E-Welle und des mittleren spätdiastolischen Geschwindigkeitsmaximums (Va). Die A-Welle ist im Kollektiv der Diabetespatienten signifikant größer als im Normalkollektiv. Weiterhin besteht innerhalb der Untergruppen ein Unterschied im Normalkollektiv zwischen Gruppe N1 und N2 für die A-Welle, die sich im weiblichen Kollektiv ohne Diabetes signifikant größer darstellt. Der Quotient von E- und A-Welle und das mittlere frühdiastolische Geschwindigkeitsmaximum (Ve) zeigen keine geschlechtsspezifischen Differenzen, fallen aber im Kollektiv der Diabetespatienten signifikant kleiner aus. Desweiteren zeigt sich das systolische Myokardgeschwindigkeitsmaximum (Vs) sowohl im Normal-, als auch im Diabeteskollektiv jeweils in der männlichen signifikant größer als in der weiblichen Gruppe. Ferner zeigt der erste Peak der Wave Intensity (WI) signifikant größere Werte im Diabeteskollektiv für beide Geschlechter, im genderspezifischen Vergleich der Untergruppen bestehen keine signifikanten Differenzen. Die kardialen und hämodynamischen Parameter sind in Tabelle 6 zur Übersicht dargestellt.

Tabelle 6: Kardiale und hämodynamische Parameter

Parameter	Weibliche Normale Gruppe N1 n = 98	P1	Männliche Normale Gruppe N2 n = 70	Weibliche Diabetiker Gruppe D1 n = 69	P2	Männliche Diabetiker Gruppe D2 n = 121
RR systolisch (mmHg)	128,6 (±20) 127	1,000	125,4 (±16,3) 124	144 (±25) 140	0,755	139,7 ±20,2) 137
RR diastolisch (mmHg)	78,3 (±10,7) 80	1,000	77,5 (±10,9) 77	76,8 (±11,4) 77	0,033	81,4 (±10,3) 81
HR (bpm)	68,4 (±12,2) 68	0,173	64,2 (±10,5) 62	69 (±11,5) 69	1,000	70,2 (±11,8) 68
RPPr (mmHg/min)	8710 (±2036) 8487	0,389	8004 (±1751) 7800	10005 (±2475) 9911	1,000	9861 (±2493) 9525
Blutdruck-amplitude (mmHg)	50,2 (±17,5) 50	1,000	48,5 (±12,7) 49	67,7 (±19,7) 63	0,001	57,8 (±16,7) 53,5
LA (mm)	44,6 (±6,2) 45	0,011	48,9 (±5,4) 49	47,9 (±9,1) 48,5	0,044	51,05 (±8,5) 51
Se (mm)	10,02 (±2,1) 10	0,037	11,04 (±1,8) 11	11,2 (±2) 11	0,001	12,42 (±2,1) 12
PW (mm)	8,96 (±1,5) 9	0,349	9,7 (±1,8) 9,5	9,92 (±1,8) 10	0,003	11,06 (±2,7) 11
ED (mm)	42,96 (±4,2) 43	0,001	46,41 (±4,7) 47	42 (±5,4) 42	0,034	44,2 (±5,8) 45
ES (mm)	27,89 (±4,3) 27	1,000	29,1 (±4,8) 29,5	29,6 (±4,8) 30	0,418	31,2 (±6) 31
FS (%)	35,7 (±7) 38	1,000	36,1 (±8,1) 34,8	30,99 (±16,7) 30,43	1,000	29,53 (±10,9) 29,9
E-Welle (cm/s)	68,98 (±14,2) 69	1,000	65,5 (±16,7) 65	69,82 (±19,9) 67	1,000	67,53 (±16,9) 65
A-Welle (cm/s)	66,9 (±16,7) 63,5	0,036	58,3 (±11,8) 60	78,2 (±20,3) 75,35	0.345	73,12 (±17,4) 71,6
E/A	1,09 (±0,3) 1,03	1,000	1,16 (±0,4) 1,1	0,91 (±0,3) 0,85	1,000	0,96 (±0,4) 0,91
Vs (cm/s)	8,06 (±1,3) 7,9	0,000	8,99 (±1,6) 8,9	7,25 (±1) 7,15	0,014	7,82 (±1,1) 7,7
Ve (cm/s)	10,36 (2,8) 9,9	0,589	10,96 (±2,8) 10,3	8,0 (±1,9) 7,75	1,000	7,9 (±1,6) 7,8
Va (cm/s)	9,06 (1,6) 8,9	0,301	9,60 (±2,4) 9,23	9,21 (±1,6) 9,18	0,733	9,62 (±1,5) 9,72
dVs Norm (cm/s)	-0,35 (±1,8) -0,45	0,000	0,48 (±1,5) 0,26	-0,82 (±1) -0,96	0,407	-0,47 (±1,4) -0,37
dVe Norm (cm/s)	-0,05 (±1,6) -0,15	1,000	0,102 (±1,56) 0,04	-1,1 (±1,8) -1,3	0,126	-1,71 (±1,9) -1,65

WI, W1	9074 (±4629) 7700	1,000	9452 (±4240) 8537	14062 (±7945) 11357	1,000	13442 (±8124) 11157

Angaben sind Mittelwerte mit Standardabweichung und Median.

3.4 Parameter der vaskulären Funktion

Bei der Analyse der vaskulären Parameter zeigen sich für die Messergebnisse der Intima-Media-Dicke (IMT) sowohl im Vergleich zwischen Normal- und Diabeteskollektiv, als auch im geschlechtsspezifischen Vergleich keine signifikanten Differenzen. Das Elastizitätsmodul ε weist für beide Geschlechter signifikant größere Werte im Diabeteskollektiv auf. Zwischen den Untergruppen bestehen keine signifikanten Unterschiede. Auch der Steifigkeitsindex ß ist geschlechtsunabhängig im Diabeteskollektiv signifikant größer als im Normalkollektiv (vgl. Tabelle 8 b). Für den Steifigkeitsindex ß besteht zudem, wie in Tabelle 7 aufgeführt und in Abbildung 9 graphisch dargestellt, in Gruppe D1, dem weiblichen Diabeteskollektiv, ein signifikant größerer Messwert als in der männlichen Gruppe D2.

Tabelle 7: Darstellung der Parameter der vaskulären Funktion

Parameter der vaskulären Funktion	Weibliche Normale Gruppe N1 n = 98	P1	Männliche Normale Gruppe N2 n = 70	Weibliche Diabetiker Gruppe D1 n = 69	P2	Männliche Diabetiker Gruppe D2 n = 121
IMT (mm)	0,61 (±0,2) 0,6	1,000	0,64 (±0,2) 0,63	0,68 (±0,2) 0,67	1,000	0,7 (±0,2) 0,7
Epsilon, ε (kPa)	122,4 (±39,7) 117,5	1,000	112,7 (±31,5) 106,6	202,1 (±102) 102,2	0,119	172,8 (±90,4) 149,5
Beta, β	9,11 (±2,7) 8,85	1,000	8,5 (±2,4) 8	14,1 (±6,5) 6,52	0,023	11,84 (±5,4) 10,3

Angaben sind Mittelwerte mit Standardabweichung und Median.

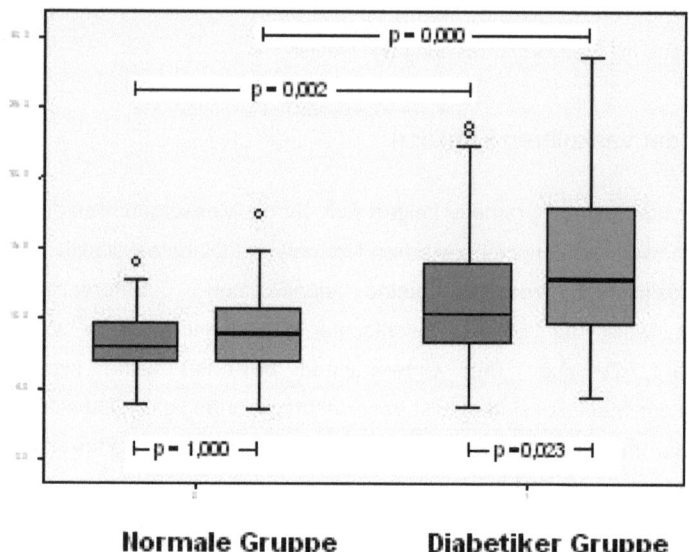

Abbildung 9: Steifigkeitsindex ß im Normalkollektiv und im Diabeteskollektiv
Dargestellt in Boxplots der Steifigkeitsindex beta im Normalkollektiv 0 (links): N1(weiblich,lila), N2 (männlich, grün) und im Diabeteskollektiv 1 (rechts): D1 (weiblich, lila), D2 (männlich, grün)

3.5 Gegenüberstellung Normalkollektiv versus Diabeteskollektiv

Ergänzend zum genderspezifischen Vergleich sind in den folgenden Tabellen 8 a und 8b die Ergebnisse des Gruppenvergleichs zwischen dem Normalkollektiv (0) und dem Diabeteskollektiv (1) zur Übersicht dargestellt.

Tabelle 8 a: Normalkollektiv versus Diabeteskollektiv: Risikofaktoren

Risikofaktoren	Weibliche normale Gruppe N1 n = 98	P3	Weibliche Diabetiker Gruppe D1 n = 69	Männliche normale Gruppe N2 n = 70	P4	Männliche Diabetiker Gruppe D2 n = 121
Hypertension	27,6 % (27)	0,000	78,3 % (54)	20 % (14)	0,000	66,9 % (81)
Nikotinabusus	7,1 % (7)	0,017	18,8 % (13)	18,6 % (13)	0,166	27,3 % (33)
Hyperlipidämie	36,7 % (36)	0,007	58 % (40)	25,7 % (18)	0,004	47,1 % (57)
Z. n. unspezif. Thoraxschmerz	13,3 % (13)	0,077	5,8 % (4)	5,7 % (4)	0,838	5 % (6)
Z. n. Apoplex	0 % (0)	0,002	7,2 % (5)	0 % (0)	0,002	9,1 % (11)
Z. n. Koronarangiographie	0 % (0)	0,000	18,8 % (13)	0 % (0)	0,003	8,3 % (10)
Z. n. PTCA	0 % (0)	0,015	5,8 % (4)	0 % (0)	0,012	8,3 % (10)
Myokardinfarkt	0 % (0)	0,090	2,9 % (2)	0 % (0)	0,121	3,3 % (4)
Vorhofflimmern	0 % (0)	0,006	5,8 % (4)	0 % (0)	0,371	0,8 % (1)

Angaben sind Prozentwerte und in Klammmern angegeben Fallzahlen.

Tabelle 8 b: Normalkollektiv versus Diabeteskollektiv

Parameter	Weibliche normale Gruppe N1 n = 98	P3	Weibliche Diabetiker Gruppe D1 n = 69	Männliche normale Gruppe N2 n = 70	P4	Männliche Diabetiker Gruppe D2 n = 121
Alter (Jahren)	54,5 (±15,8) 57	0,000	63 (±10,5) 63	51,8 (±14,5) 54,5	0,000	60,9 (±11,1) 63
Größe (cm)	166,2 (±6,5) 165	0,065	163,3 (±6,3) 164	179,6 (±6,8) 180	0,002	175,5 (±7,7) 175,5
Gewicht (kg)	67,7 (±13,1) 68	0,000	83,9 (±16,6) 83	81,1 (±11,8) 80	0,000	94 (±18,2) 92,5
Body mass Index (kg/m²)	24,5 (±4,9) 23,5	0,000	31,4 (±5,8) 30,5	25,2 (±3,8) 24,7	0,000	30,4 (±4,9) 29,7
HbA1c (%)	5,6 (±0,4) 5,6	0,000	7,2 (±1,5) 7	5,6 (±0,3) 5,7	0,000	7,4 (±1,8) 6,8
HOMA-Index	1,7 (1,5) 1,4	0,209	10,03 (±12) 5,5	2,3 (±4) 0,9	0,058	10,9 (±15,1) 6,1
Blutzucker (mg/dl)	97,6 (±19) 95	0,000	164 (±2,6) 158	100,5 (±14,3) 100	0,000	157,2 (±47,8) 151

Parameter	Weibliche normale Gruppe N1 n = 98	P3	Weibliche Gruppe mit Diabetes D1 n = 69	Männliche normale Gruppe N2 n = 70	P4	Männliche Gruppe mit Diabetes D2 n = 121
Triglyzeride (mg/dl)	107,6 (±53,3) 94	0,010	151,2 (±95) 131	113,8 (±80) 93	0,015	160,8 (±92,2) 132
Cholesterin (mg/dl)	217,8 (±44,2) 212	0,163	203 (±59,3) 201	193 (±44,3) 204	0,752	186,2 (±38,8) 188,5
HDL (mg/dl)	62,6 (±13,8) 61	0,003	55,1 (±14,2) 52	46,3 (±12,4) 47	1,000	46,7 (±11,3) 45
LDL (mg/dl)	136,6 (±38,8) 137,5	0,189	124 (±36) 122	125,3 (±34,2) 133	0,153	113,7 (±35,8) 116
Kreatinin (mg/dl)	0,87 (±0,1) 0,9	1,000	0,85 (±0,3) 0,8	1,08 (±0,34) 1,01	1,000	1,02 (±0,26) 1
CRP (mg/dl)	0,4 (±0,7) 0,1	0,264	0,63 (±0,9) 0,3	0,22 (±0,4) 0,1	0,281	0,47 (±0,6) 0,3
Leukozyten (G/l)	6,7 (±2,7) 6	1,000	6,8 (±1,7) 6,7	7,9 (±2,6) 6,9	0,178	6,6 (±1,8) 6,7
Insulin (µIU/ml)	13,4 (±24,1) 6,7	0,515	28 (±31,4) 16,2	10,8 (±19,5) 4,3	0,127	30,2 (±35,8) 16,2
RR systolisch (mmHg)	128,6 (±20) 127	0,001	144 (±25) 140	125,4 (±16,3) 124	0,006	139,7 (±20,2) 137
RR diastolisch (mmHg)	78,3 (±10,7) 80	0,952	76,8 (±11,4) 77	77,5 (±10,9) 77	1,000	81,4 (±10,3) 81
HR (bpm)	68,4 (±12,2) 68	0,939	69 (±11,5) 69	64,2 (±10,5) 62	0,000	70,2 (±11,8) 68
RPPr (mmHg/min)	8710 (±2036) 8487	0,004	10005 (±2475) 9911	8004 (±1751) 7800	0,000	9861 (±2493) 9525
Blutdruckamplitude (mmHg)	50,2 (±17,5) 50	0,000	67,7 (±19,7) 63	48,5 (±12,7) 49	0,002	57,8 (±16,7) 53,5
LA (mm)	44,6 (±6,2) 45	0,050	47,9 (±9,1) 48,5	48,9 (±5,4) 49	0,538	51,05 (±8,5) 51
Se (mm)	10,02 (±2,1) 10	0,004	11,2 (±2) 11	11,04 (±1,8) 11	0,000	12,42 (±2,1) 12
PW (mm)	8,96 (±1,5) 9	0,045	9,92 (±1,8) 10	9,7 (±1,8) 9,5	0,001	11,06 (±2,7) 11
ED (mm)	42,96 (±4,2) 43	0,045	42 (±5,4) 42	46,41 (±4,7) 47	0,063	44,2 (±5,8) 45
ES (mm)	27,89 (±4,3) 27	1,000	29,6 (±4,8) 30	29,1 (±4,8) 29,5	0,418	31,2 (±6) 31
FS (%)	35,7 (±7) 38	0,566	30,99 (±16,7) 30,43	36,1 (±8,1) 34,8	0,081	29,53 (±10,9) 29,9
E-Welle (cm/s)	68,98 (±14,2) 69	1,000	69,82 (±19,9) 67	65,5 (±16,7) 65	1,000	67,53 (±16,9) 65
A-Welle (cm/s)	66,9 (±16,7) 63,5	0,000	78,2 (±20,3) 75,35	58,3 (±11,8) 60	0,000	73,12 (±17,4) 71,6

E/A	1,09 (±0,3) 1,03	0,012	0,91 (±0,3) 0,85	1,16 (±0,4) 1,1	0,005	0,96 (±0,4) 0,91	
Vs (cm/s)	8,06 (±1,2) 7,9	0,000	7,25 (±1) 7,15	8,99 (±1,6) 8,9	0,000	7,82 (±1,1) 7,7	
Ve (cm/s)	10,36 (2,8) 9,9	0,000	8,0 (±2) 7,75	10,96 (±2,8) 10,3	0,000	7,9 (±1,6) 7,8	
Va (cm/s)	9,06 (1,6) 8,9	1,000	9,21 (±1,6) 9,18	9,60 (±2,4) 9,23	1,000	9,62 (±1,5) 9,72	
dVs Norm (cm/s)	-0,35 (±1,8) -0,45	0,122	-0,82 (±1) -0,96	0,48 (±1,5) 0,26	0,000	-0,47 (±1,4) -0,37	
dVe Norm (cm/s)	-0,05 (±1,6) -0,15	0,000	-1,1 (±1,8) -1,3	0,102 (±1,56) 0,04	0,000	-1,71 (±1,9) -1,65	
WI, W1	9074 (±4629) 7700	0,002	14062 (±7945) 11357	9452 (±4240) 8537	0,028	13442 (±8124) 11157	
IMT (mm)	0,61 (±0,2) 0,6	0,096	0,68 (±0,2) 0,67	0,64 (±0,2) 0,63	0,192	0,7 (±0,2) 0,7	
Epsilon, ε (kPa)	122,4 (±39,7) 117,5	0,000	202,1 (±102) 102,2	112,7 (±31,5) 106,6	0,000	172,8 (±90,4) 149,5	
Beta, β	9,11 (±2,7) 8,85	0,000	14,1 (±6,5) 6,52	8,5 (±2,4) 8	0,002	11,84 (±5,4) 10,3	

Angaben sind Mittelwerte mit Standardabweichung und Median.

3.6 Prä - und postmenopausal differenzierter Vergleich

Um die Hypothese zu prüfen, dass es bei Frauen und Männern auf Grund der unterschiedlichen hormonellen Beeinflussung zu genderspezifischen Veränderungen der Messgrößen und eventuell zu einem unterschiedlichen Krankheitsverlauf kommt, wurden weitere statistische Analysen durchgeführt, um die kardialen, hämodynamischen und vaskulären Parameter hinsichtlich der verschiedenen Lebensphasen zu untersuchen.

Zunächst wurde eine Analyse unabhängig von der Stoffwechsellage im gemischten prä- versus postmenopausalen weiblichen bzw. männlichen Kollektiv ausgeführt. Aus dem untersuchten Gesamtkollektiv wurden für den prä- und postmenopausal differenzierten Vergleich der Parameter zum einen die Teilnehmer unter 50 Jahren und zum anderen die Teilnehmer über 60 Jahren herausgefiltert. Es ergibt sich ein „prämenopausales Kollektiv" (≤ 50 Jahre) von 88 Probanden, das sich unabhängig von der Stoffwechsellage aus dem Normalkollektiv und dem Diabeteskollektiv zusammensetzt und aus 45 Männern und 43 prämenopausalen Frauen besteht. Das „postmenopausale Kollektiv" (≥ 60 Jahre) setzt sich aus 100 Männern ab 60 Jahren und 84 postmenopausalen Frauen zusammen, insgesamt 184 Probanden.

Mittels T-Test für unabhängige Stichproben wurde das gemischte „prämenopausale Kollektiv" auf geschlechtsspezifische Differenzen hin untersucht. Diese Analyse wurde ebenfalls für die gemischte Gruppe der über 60-Jährigen durchgeführt.

Tabelle 9 zeigt die Mittelwerte der jeweiligen Parameter mit Standardabweichung in Klammern. P5 beschreibt Signifikanzen zwischen der weiblichen gemischten prämenopausalen Gruppe und der Gruppe des entsprechenden männlichen Alterskollektivs. P6 beschreibt Signifikanzen zwischen der weiblichen gemischten postmenopausalen Gruppe und dem entsprechenden männlichen Alterskollektiv.

Tabelle 9: Gemischter prä- und postmenopausaler Vergleich

Parameter	Prämenopausal			Postmenopausal		
	Weibliche Gruppe n = 43	P5	Männliche Gruppe n = 45	Weibliche Gruppe n = 84	P6	Männliche Gruppe n = 100
RR systolisch (mmHg)	123,0 (±16,4)	0,411	126,0 (±16,0)	142,7 (±22,6)	0,597	140,5 (±21,7)
RR diastolisch (mmHg)	78,1 (±9,4)	0,264	80,6 (±10,8)	76,4 (±11,3)	0,050	79,8 (±11,0)
HR (bpm)	70,0 (±13,6)	0,210	66,7 (±9,8)	68,3 (±11,1)	0,871	68,0 (±12,7)
RPPr (mmHg/min)	8569,2 (±1980,3)	0,640	8373,6 (±1695,6)	9773,6 (±2253,7)	0,742	9642,3 (±2760,3)
Blutdruck- amplitude (mmHg)	46,7 (±14,5)	0,592	45,2 (±10,1)	65,7 (±20,3)	0,045	60,1 (±16,6)
LA (mm)	43,2 (±9,0)	0,008	48,8 (±7,2)	48,2 (±7,1)	0,007	51,5 (±8,4)
Se (mm)	9,6 (±2,0)	0,000	11,7 (±2,4)	11,2 (±2,2)	0,003	12,2 (±2,0)
PW (mm)	8,5 (±1,8)	0,000	10,5 (±2,0)	9,8 (±1,6)	0,010	10,8 (±2,9)
ED (mm)	42,9 (±3,9)	0,031	45,2 (±4,7)	42,1 (±5)	0,010	44,4 (±6,2)
ES (mm)	27,9 (±4,0)	0,011	31,8 (±5,2)	29,3 (±5,2)	0,319	30,4 (±6,1)
FS (%)	37,2 (±17,0)	0,054	29,3 (±8,8)	28,9 (±11,5)	0,185	31,7 (±11,0)
E-Welle (cm/s)	69,9 (±14,1)	0,514	67,6 (±13,0)	69,6 (±19,6)	0,411	67,2 (±18,9)
A-Welle (cm/s)	58,8 (±15,7)	0,664	60,3 (±11,0)	79,9 (±19,0)	0,015	72,6 (±19,5)

Parameter	Prämenopausal Weibliche Gruppe n = 43	P5	Männliche Gruppe n = 45	Postmenopausal Weibliche Gruppe n = 84	P6	Männliche Gruppe n = 100
E/A	1,25 (±0,3)	0,309	1,16 (±0,3)	0,89 (±0,3)	0,098	0,98 (±0,5)
Vs (cm/s)	8,6 (±1,4)	0,149	9,02 (±1,5)	7,37 (±1,1)	**0,001**	7,98 (±1,2)
Ve (cm/s)	12,2 (±3,0)	0,496	11,8 (±3,0)	7,94 (±1,7)	0,785	7,87 (±1,7)
Va (cm/s)	8,6 (±1,4)	0,380	8,8 (±1,4)	9,31 (±1,6)	0,047	9,90 (±2,2)
dVs Norm (cm/s)	-0,450 (±1,2)	0,136	-0,014 (±1,5)	-0,457 (±1,1)	0,069	-0,076 (±1,6)
dVe Norm (cm/s)	-0,542 (±2,0)	0,189	-1,156 (±2,3)	-0,254 (±1,7)	0,075	-0,735 (±1,9)
dVs Norm (cm/s)	-0,450 (±1,2)	0,136	-0,014 (±1,5)	-0,457 (±1,1)	0,069	-0,076 (±1,6)
WI, W1	10541,7 (±6201,0)	0,589	11438,8 (±4923,0)	13044,9 (±7491,8)	0,763	13446,1 (±7688,8)
IMT (mm)	0,556 (±0,1)	0,500	0,581 (±0,1)	0,697 (±0,2)	0,192	0,733 (±0,2)
Epsilon, ε (kPa)	101,6 (±48,9)	0,640	107,1 (±33,8)	200,1 (±96,4)	0,180	178,7 (±99,3)
Beta, β	7,6 (±3,1)	0,828	7,5 (±1,9)	14,1 (±6,1)	0,070	12,3 (±5,8)
Body mass Index (kg/m^2)	27,0 (±7,8)	0,268	28,7 (±6,2)	28,6 (±5,1)	0,865	28,7 (±4,7)
HbA1c (%)	6,7 (±1,82)	0,152	7,6 (±2,3)	6,5 (±1,3)	0,097	6,9 (±1,6)
Triglyzeride (mg/dl)	114,4 (±57,1)	**0,048**	155,4 (±95,5)	143,4 (±90,8)	0,695	149,0 (±93,0)
Cholesterin (mg/dl)	198,2 (±35,8)	0,370	188,4 (±47,1)	214,0 (±42,3)	**0,000**	186,3 (±42,4)
HDL (mg/dl)	57,5 (±12,9)	**0,000**	41,8 (±12,5)	57,3 (±14,0)	**0,000**	48,4 (±11,5)
LDL (mg/dl)	120,8 (±27,4)	0,957	120,3 (±37,0)	133,2 (±37,0)	**0,001**	112,6 (±38,4)
Kreatinin (mg/dl)	0,81 (±0,1)	0,082	0,89 (±0,2)	0,91 (±0,28)	**0,000**	1,10 (±0,26)

Angaben sind Mittelwerte mit Standardabweichung.

Im gemischten „prämenopausalen Kollektiv" bestehen Unterschiede, die jeweils statistisch signifikant größere Messwerte im männlichen Kollektiv zeigen, bzgl. des Durchmessers des linken Atriums (LA), der enddiastolischen Dicke des Septum interventriculare (Se), bzgl. der Dicke der posterioren Myokardwand (PW), des systolischen linksventrikulären

Durchmessers (ES) und bzgl. des enddiastolischen linksventrikulären Durchmessers (ED). Die Triglyzeride sind im Kollektiv bis 50 Jahre bei Männern signifikant höher, HDL ist signifikant höher im weiblichen Kollektiv.

Es ergeben sich im gemischten Kollektiv der postmenopausalen Frauen und der Männer ab 60 Jahren gleichgerichtet zu den Ergebnissen im Kollektiv der bis 50-Jährigen signifikante Unterschiede bzgl. der strukturellen myokardialen Parameter, wie dem Durchmesser des linken Atriums (LA), der enddiastolischen Dicke des Septum interventriculare (Se), der Dicke der posterioren Myokardwand (PW) und dem enddiastolischen Längsdurchmesser des linken Ventrikels (ED). Abweichend zu den prämenopausalen Daten bestehen signifikante Unterschiede bzgl. der bei Frauen größeren Blutdruckamplitude und größeren A-Welle des transmitralen Flussprofils sowie für das bei Frauen kleinere systolische Myokardgeschwindigkeitsmaximum (Vs). Zudem zeigen sich die Blutfettwerte im weiblichen Kollektiv postmeopausal signifikant höher für Cholesterin, LDL und HDL. Der Laborparameter Kreatinin ist im männlichen Kollektiv signifikant höher. Im gemischten prä- und postmenopausalen Vergleich finden sich keine signifikanten Unterschiede bzgl. der altersbezogenen systolischen und diastolischen Herzfunktion.

Folgend wurde eine weitere Analyse ausgeführt, wobei zusätzlich jeweils das prä- und postmenopausale Kollektiv bzgl. der Diabeteserkrankung differenziert betrachtet wurde. Tabelle 10 a zeigt die Ergebnisse des prämenopausalen Kollektivs im geschlechtsspezifischen Vergleich mit normaler und mit diabetischer Stoffwechsellage.

Tabelle 10 a: Prämenopausal differenziert in Normal und Diabetes

Prämenopausal	Normal			Diabetes		
Parameter	Weibliche normale Gruppe n = 32	P7	Männliche normale Gruppe n = 26	Weibliche Gruppe mit Diabetes n = 11	P8	Männliche Gruppe mit Diabetes n = 19
RR systolisch (mmHg)	120,7 (±16,0)	1,000	120,2 (±15,9)	129 (±17,0)	1,000	133,3,5 (±13,1)
RR diastolisch (mmHg)	78,4 (±10,3)	1,000	77,1 (±12,0)	77,2 (±6,7)	0,274	85,1 (±7,5)
HR (bpm)	71,7 (±14,1)	0,202	64,8 (±10,0)	65,1 (±11,3)	1,000	69,2 (±9,2)

Prämenopausal	Normal			Diabetes		
Parameter	Weibliche normale Gruppe n = 32	P7	Männliche normale Gruppe n = 26	Weibliche Gruppe mit Diabetes n = 11	P8	Männliche Gruppe mit Diabetes n = 19
RPPr (mmHg/min)	8607,5 (±1897,9)	0,407	7672,1 (±1549,1)	8469,5 (±2286,8)	1,000	9222,8 (±1491,8)
Blutdruck-amplitude (mmHg)	44,8 (±14,7)	1,000	42,7 (±10,2)	51,8 (±13,2)	1,000	48,3 (±9,4)
LA (mm)	43,5 (±6,4)	0,873	48,1 (±6,6)	42,5 (±13,8)	0,125	49,2 (±7,6)
Se (mm)	9,0 (±1,7)	0,173	10,9 (±1,8)	10,8 (±2,1)	0,656	12,1 (±2,7)
PW (mm)	8,1 (±1,4)	0,100	9,9 (±2,3)	9,3 (±2,1)	0,292	10,7 (±1,9)
ED (mm)	42,8 (±3,8)	0,624	45,5 (±4,3)	43,0 (±4,3)	1,000	45,1 (±5,1)
ES (mm)	27,1 (±4,8)	1,000	28,2 (±4,2)	28,7 (±3,2)	0,125	32,9 (±4,9)
FS (%)	35,3 (±7,2)	1,000	36,8 (±7,8)	38,7 (±22,5)	0,129	26,8 (±7,8)
E-Welle (cm/s)	71,8 (±12,8)	1,000	75,4 (±15,3)	65,1 (±16,5)	1,000	63,53 (±9,7)
A-Welle (cm/s)	56,5 (±15,5)	1,000	62,6 (±10,7)	64,4 (±17,8)	1,000	59,0 (±11,2)
E/A	1,32 (±0,3)	1,000	1,28 (±0,5)	1,07 (±0,4)	1,000	1,10 (±0,2)
Vs (cm/s)	8,84 (±1,4)	0,287	9,55 (±1,5)	7,81 (±1,3)	1,000	8.30 (±1,2)
Ve (cm/s)	12,91 (±2,9)	1,000	13,54 (±1,5)	10,13 (±2,4)	1,000	9,32 (±2,6)
Va (cm/s)	8,43 (±1,4)	1,000	8,57 (±1,4)	9,96 (±1,4)	1,000	9,19 (±1,3)
dVs Norm (cm/s)	-0,3 (±1,2)	0,267	0,410 (±1,5)	-0,9 (±1,2)	1,000	-0,593 (±1,2)
dVe Norm (cm/s)	-0,2 (±1,9)	1,000	0,213 (±1,7)	-1,5 (±2,1)	0,179	-3,030 (±1,9)
WI, W1	9145,4 (±3891,0)	1,000	12110,0 (±5899,0)	13024,0 (±8725,7)	1,000	11241,4 (±4788,2)
IMT (mm)	0,48 (±0,1)	0,410	0,587 (±0,1)	0,68 (±0,1)	0,204	0,580 (±0,2)
Epsilon, ε (kPa)	96,3 (±31,9)	1,000	96,45 (±31,5)	110,5 (±70,5)	1,000	110,5 (±34,6)
Beta, β	7,4 (±2,3)	1,000	6,9 (±2,3)	8,1 (±4,3)	1,000	7,9 (±1,8)
Body mass Index (kg/m^2)	24,4 (±5,8)	1,000	25,9 (±4,3)	33,8 (±8,6)	1,000	32,4 (±6,3)
HbA1c (%)	5,3 (±0,2)	1,000	5,6 (±0,3)	7,8 (±1,8)	1,000	8,3 (±2,2)

Triglyzeride (mg/dl)	102,3 (±55,7)	1,000	130,9 (±123,0)	139,9 (±54,0)	1,000	167,0 (±80,7)
Cholesterin (mg/dl)	202,1 (±38,3)	1,000	182,0 (±72,5)	190,0 (±30,1)	1,000	191,5 (±31,2)
HDL (mg/dl)	60,3 (±12,2)	**0,001**	39,1 (±17,3)	51,1 (±12,7)	0,658	43,0 (±10,2)
LDL (mg/dl)	122,2 (±30,7)	1,000	119,6 (±55,7)	117,7 (±19,6)	1,000	120,5 (±29,4)
Kreatinin (mg/dl)	0,86 (±0,1)	0,070	0,97 (±0,2)	0,68 (±0,1)	0,082	0,86 (±0,2)

Angaben sind Mittelwerte mit Standardabweichung.

Im prämenopausalen Kollektiv zeigte sich im geschlechtsspezifischen Vergleich mit normaler Stoffwechsellage ein statistisch signifikantes Ergebnis bzgl. des Laborwertes HDL. Im prämenopausalen Kollektiv mit diabetischer Stoffwechsellage ergaben sich im geschlechtsspezifischen Vergleich keine signifikanten Differenzen.

Tabelle 10 b zeigt ergänzend hierzu die Ergebnisse des postmenopausalen Kollektivs im geschlechtsspezifischen Vergleich mit normaler und mit diabetischer Stoffwechsellage.

Tabelle 10 b: Postmenopausal differenziert in Normal und Diabetes

Postmenopausal	Normal			Diabetes		
Parameter	Weibliche normale Gruppe n = 39	P9	Männliche Normale Gruppe n = 27	Weibliche Gruppe mit Diabetes n = 45	P10	Männliche Gruppe mit Diabetes n = 73
RR systolisch (mmHg)	136,7 (±20,2)	1,000	133,2 (±15,5)	147,2 (±23,5)	1,000	143,0 (±23,0)
RR diastolisch (mmHg)	78,5 (±12,5)	1,000	78,3 (±10,5)	74,9 (±10,3)	0,069	80,3 (±11,2)
HR (bpm)	64,5 (±9,8)	1,000	63,3 (±10,6)	70,8 (±11,2)	1,000	69,6 (±13,1)
RPPr (mmHg/min)	8768,2 (±1768,5)	1,000	8462,8 (±2008,0)	10436,2 (±2310,2)	1,000	10041,0 (±2875,5)
Blutdruck-amplitude (mmHg)	57,1 (±18,2)	1,000	54,9 (±11,3)	72,4 (±19,5)	**0,013**	61,9 (±17,8)
LA (mm)	46,6 (±6,3)	1,000	48,8 (±4,5)	49,4 (±7,4)	0,249	52,4 (±9,3)

Postmenopausal Parameter	Normal			Diabetes		
	Weibliche normale Gruppe n = 39	P9	Männliche Normale Gruppe n = 27	Weibliche Gruppe mit Diabetes n = 45	P10	Männliche Gruppe mit Diabetes n = 73
Se (mm)	10,9 (±2,5)	1,000	11,2 (±1,7)	11,4 (±1,9)	**0,026**	12,5 (±2,0)
PW (mm)	9,6 (±1,5)	1,000	9,8 (±1,8)	10,0 (±1,7)	0,052	11,2 (±3,2)
ED (mm)	43,0 (±3,8)	0,722	45,3 (±45,0)	41,4 (±5,6)	0,112	44,0 (±6,5)
ES (mm)	27,9 (±4,3)	1,000	28,8 (±5,5)	29,7 (±5,4)	1,000	30,9 (±6,2)
FS (%)	35,4 (±7,7)	1,000	36,1 (±9,3)	27,3 (±11,9)	1,000	30,4 (±11,2)
E-Welle (cm/s)	67,1 (±16,5)	1,000	63,8 (±18,1)	71,6 (±21,7)	1,000	68,4 (±19,1)
A-Welle (cm/s)	75,3 (±15,5)	**0,002**	58,0 (±13,9)	83,5 (±20,9)	0,691	78,0 (±18,6)
E/A	0,92 (±0,3)	0,111	1,16 (±0,4)	0,86 (±0,2)	1,000	0,92 (±0,5)
Vs (cm/s)	7,67 (±1,2)	**0,001**	8,75 (±1,5)	7,11 (±0,9)	**0,040**	7,68 (±1,0)
Ve (cm/s)	8,47 (±1,8)	0,572	9,13 (±1,8)	7,49 (±1,4)	1,000	7,40 (±1,4)
Va (cm/s)	9,34 (±1,6)	0,054	10,62 (±3,2)	9,29 (±1,6)	1,000	9,62 (±1,6)
dVs Norm (cm/s)	-0,16 (±1,1)	**0,037**	0,78 (±1,5)	-0,72 (±1,0)	1,000	-0,04 (±1,6)
dVe Norm (cm/s)	0,25 (±1,5)	1,000	0,38 (±1,6)	-0,69 (±1,8)	0,980	-1,15 (±1,8)
WI, W1	10024,7 (±4924,0)	1,000	10097,7 (±3811,6)	14595,8 (±8145,0)	1,000	14434,1 (±8269,3)
IMT (mm)	0,73 (±0,2)	1,000	0,68 (±0,2)	0,68 (±0,2)	0,247	0,75 (±0,2)
Epsilon, ε (kPa)	142,4 (±38,1)	1,000	122,2 (±31,2)	230,9 (±104,0)	0,250	194,3 (±105,9)
Beta, β	10,2 (±2,2)	1,000	9,2 (±2,3)	16,1 (±6,5)	**0,039**	13,2 (±6,2)
Body mass Index (kg/m²)	25,4 (±4,4)	1,000	24,4 (±3,1)	30,7 (±4,5)	1,000	30,0 (±4,6)
HbA1c (%)	5,7 (±0,3)	1,000	5,7 (±0,2)	6,9 (±1,4)	1,000	7,2 (±1,7)
Triglyzeride (mg/dl)	124,2 (±51,8)	1,000	113,7 (±80,7)	158,3 (±110,4)	1,000	160,1 (±94,3)

Cholesterin (mg/dl)	224,4 (±50,4)	0,067	194,9 (±40,2)	206,0 (±33,1)	**0,039**	183,7 (±43,1)	
HDL (mg/dl)	58,6 (±11,8)	0,120	50,3 (±10,2)	56,5 (±15,5)	**0,003**	47,8 (±11,9)	
LDL (mg/dl)	146,3 (±42,2)	0,108	121,7 (±32,5)	123,7 (±29,6)	0,309	109,7 (±39,9)	
Kreatinin (mg/dl)	0,90 (±0,1)	0,056	1,1 (±0,1)	0,92 (±0,3)	**0,006**	1,1 (±0,3)	

Angaben sind Mittelwerte mit Standardabweichung.

Im postmenopausalen Kollektiv zeigten sich im geschlechtsspezifischen Vergleich mit normaler Stoffwechsellage statistisch signifikante Ergebnisse bzgl. der A-Welle des transmitralen Flussprofils (LA) sowie für das systolische Myokardgeschwindigkeits-maximum (Vs). Im postmenopausalen Kollektiv mit diabetischer Stoffwechsellage ergaben sich signifikant höhere Messwerte im weiblichen Kollektiv bzgl. der Blutdruckamplitude und des Steifigkeitsindex Beta. Weitere signifikante Ergebnisse bestehen bzgl. der enddiastolischen Dicke des Septum interventriculare (Se) sowie für das systolische Myokardgeschwindigkeitsmaximum (Vs) und die Laborparameter Cholesterin, HDL und Kreatinin. Unabhängig von der Stoffwechsellage ergeben sich weder prämenopausal noch postmenopausal signifikante Differenzen bzgl. der diastolischen Herzfunktion.

4. Diskussion

4.1 Studienpopulation

Die vorliegende Untersuchung von geschlechtsspezifischen Differenzen der myokardialen Funktion und der vaskulären Funktion umfasst ein Kollektiv von insgesamt 358 Probanden. Dieses Kollektiv setzt sich aus 168 Patienten ohne Diabeteserkrankung und ohne kardiale Erkrankung und einem Kollektiv von 190 Patienten mit Typ 2 Diabetes zusammen. Durch diese Selektion umfasst die Gruppe der Diabetespatienten eine höhere Prävalenz für kardiovaskuläre Erkrankungen. Die höhere Prävalenz kardiovaskulärer Erkrankungen bei Patienten mit Diabetes mellitus ist weithin bekannt und beschrieben und wurde in unseren Beobachtungen (wie in Tabelle 8 a dargestellt) mit signifikanten Unterschieden u.a. bzgl. Hypertonie und Hyperlipidämie, bis hin zur Manifestation von Apoplex und Myokardinfarkt bestätigt. Spezielle Parameter der vaskulären Funktion, wie das Elastizitätsmodul ε, der Steifigkeitsindex ß und die Wave intensity, sowie das Druck-Frequenz-Produkt und die mittels Gewebedoppler bestimmte Herzfunktion, die bei Diabetes pathologisch verändert sind (von Bibra, Thrainsdottir et al. 2005; Avgeropoulou 2006), sind ebenfalls als signifikant schlechter in unserem diabetischen Kollektiv bestätigt (vgl. Tabelle 8 b).

Durch die Untersuchung der Kontrollgruppe sollten die physiologischen alters- und geschlechtsabhängigen Parameter der diastolischen und systolischen Myokard-funktion beschrieben werden, auf Grund derer dann altersbezogene Normwerte erstellt werden konnten. Es zeigte sich eine signifikante, aber sehr flach verlaufende Reduktion der systolischen Funktion mit zunehmendem Alter, so dass keine relevanten Unterschiede in der gemessenen systolischen Funktion Vs bestehen für Individuen in ähnlichen Altersgruppen. Dem entsprechend muss für wissenschaftliche Studien keine Normierung oder rechnerische Anpassung der systolischen Funktion an das Alter vorgenommen werden. Hingegen verläuft die physiologische altersbedingte Reduktion der diastolischen Funktion sehr steil; die normale Funktion beträgt mit 20 Jahren im Mittel 16 cm/s und nur noch 6 cm/s mit 80 Jahren, dass bedeutet eine Reduktion um 1% pro Jahr durch physiologisches Altern. Die Definition der diastolischen Dysfunktion muss also individuell in Relation zum Alter erfolgen, wobei das vorliegende Normalkollektiv die frühere Berechnung von VeNorm als VeNorm = (-0,15 * Alter) + 18 bestätigt (von Bibra, Thrainsdottir et al. 2005; von Bibra and Sutton 2010).

Durch die Ermittlung des Differenzwerts dVeNorm als Abweichung des individuell gemessenen Ve vom errechneten altersbezogenen Grenzwert VeNorm wurde eine Methode geschaffen, die den altersunabhängigen Vergleich der Untersuchungsergebnisse ermöglicht. Dies steigert die Vergleichbarkeit für diastolische Herzfunktion zwischen unterschiedlichen Gruppen und erlaubt zusätzlich die Abgrenzung gegenüber normalen Werten und damit die Definition von Unter- oder Dysfunktion. Innerhalb der Kollektive wurden geschlechtsspezifische Unterschiede sowohl in der myokardialen Funktion, als auch in der vaskulären Funktion analysiert. Das Kollektiv der Diabetespatienten lag mit einem Durchschnittsalter von knapp 62 Jahren deutlich über dem durchschnittlichen Alter von 53 Jahren des Kollektivs ohne Diabetes mellitus. Die Altersverteilung innerhalb der Kollektive hingegen war in gleicher Weise gefächert und das Alter der männlichen und weiblichen Gruppen innerhalb eines Kollektivs unterschied sich nicht signifikant. Es wird davon ausgegangen, dass das höhere Durchschnittsalter im Diabeteskollektiv den geschlechtsspezifischen Vergleich nicht beeinflusst. Es wird somit als ein zusätzlicher Risikofaktor im Diabeteskollektiv eingestuft.

In der durchgeführten Analyse erwiesen sich im Normalkollektiv (Gruppen N1 und N2) keine signifikanten geschlechtsspezifischen Unterschiede bzgl. der diastolischen Herzfunktion. Hingegen zeigten sich geschlechtsspezifische Unterschiede bzgl. Der systolischen Myokardfunktion sowie bzgl. der myokardialen Parameter ED, Se, LA und der A-Welle. Im Hinblick auf die vaskulären Parameter ergaben sich keine signifikanten Differenzen und bzgl. der Laborparameter unterschieden sich Männer und Frauen des Normalkollektivs signifikant bei den Parametern Cholesterin, HDL und Kreatinin.

Wie im Normalkollektiv fanden sich auch im Diabeteskollektiv keine signifikanten Unterschiede bzgl. des altersunabhängigen Vergleichs der diastolischen Herzfunktion beim geschlechtsspezifischen Vergleich. Hingegen ergaben signifikante Differenzen bzgl. der systolischen Myokardfunktion, der myokardialen Parameter ED, Se, PW und LA sowie bzgl. des diastolischen Blutdrucks und der Blutdruckamplitude. Zudem wurde anhand des Steifigkeitsindex ß eine signifikant größere Steifigkeit der Gefäße bei weiblichen Diabetespatienten aufgezeigt.

Angesichts der relativ großen Patientenzahl mit homogener Altersverteilung, die zur Auswertung kam, ergibt sich eine hohe Aussagekraft der ermittelten Ergebnisse für das Patientengut. Hinzu kommt, dass die Diabetiker bzgl. der Diabeteseinstellung innerhalb der Gruppe ein erfreulich ausgeglichenes Profil zeigten (HbA1c der weiblichen Diabetiker 7,2 % und HbA1c der männlichen Diabetiker bei 7,4 %), wodurch ausgeschlossen werden kann, dass Differenzen im geschlechts-spezifischen Vergleich auf einer unterschiedlich guten Führung des Diabetes basieren.

4.2 Einflüsse von Diabetes und kardiovaskulärer Risikofaktoren auf die Myokardfunktion

Zweifelsfrei ist Diabetes mellitus mit einem höheren gesundheitlichen Risiko assoziiert. Daten großer Kohortenstudien zeigen ein zwei- bis dreifach erhöhtes kardiovaskuläres Risiko von Patienten mit Diabetes mellitus (Kannel 1979). Der Anteil kardiovaskulärer Erkrankungen, die dem Diabetes mellitus ursächlich angerechnet werden, stieg zudem in den letzten 50 Jahren deutlich an (Fox, Coady et al. 2007). Die Ergebnisse der Botnia-Studie zeigen, dass bei Vorliegen einer Insulinresistenz das relative Risiko für eine koronare Herzerkrankung bzw. einen Myokardinfarkt um das 1,5- bis 2-fache erhöht ist (Isomaa, Almgren et al. 2001). Die Insulinresistenz wurde in dieser Arbeit mittels des HOMA-Index berechnet und ergab im Diabeteskollektiv durchweg deutlich erhöhte Werte. Im klinischen Alltag können auch die Relation aus Triglyzeridkonzentration und HDL-Konzentration zur Einschätzung der Insulinresistenz herangezogen werden, da eine erhöhte Triglyzeridkonzentration und eine erniedrigte HDL-Konzentration signifikant mit der Insulinresistenz korrelieren (Bonora, Kiechl et al. 1998). Insulinresistenz ist assoziiert mit strukturellen kardialen Veränderungen von Diabetespatienten (Fang, Prins et al. 2004). Die Entwicklung einer diabetischen Kardiomyopathie ist jedoch ein multifaktoriell bedingtes Geschehen. Das spezifische Krankheitsbild der diabetischen Kardiomyopathie wurde erstmals von Rubler als Kardiomyopathie mit interstitieller Fibrose in Abwesenheit von Atherosklerose und KHK beschrieben (Rubler, Dlugash et al. 1972). Später konnte neben der verminderten linksventrikulären Funktion bei diabetischer Kardiomyopathie vor allem eine verminderte diastolische Funktion als frühe Manifestation der diabetischen Kardiomyopathie identifiziert werden (Diamant, Lamb et al. 2003; Fang, Prins et al. 2004). Hyperglykämie ist jedoch nicht die alleinige Ursache für die Ausbildung der diastolischen Dysfunktion am diabetischen Herzen (van Heerebeek and Paulus 2009). Metabolische Ursachen, wie der Abbau von Glucose-4-Transportern und erhöhte Level freier Fettsäuren sowie Veränderungen im Kalziumhaushalt führen am diabetischen Herz zu einer verringerten Energieeffizienz. Durch die vermehrte Ausschüttung proinflammatorischer Zytokine kommt es zu interstitieller Myokardfibrose. Weitere Mechanismen der diabetischen Kardiomyopathie sind neben der Insulinresistenz die Auswirkungen der Mikroangiopathie mit Verringerung der koronaren Flussreserve und endothelialer Dysfunktion sowie die kardiale autonome Neuropathie, bedingt durch erhöhte myokardiale Katecholaminlevel (Fang, Prins et al. 2004; Boudina and Abel 2007).

Für die kardiovaskulären Risikofaktoren Hypertension, Nikotinabusus und Hyperlipidämie ergaben sich im untersuchten Diabeteskollektiv hohe Prävalenzen. Um Komplikationen bei Diabetes mellitus zu vermeiden, ist die Optimierung von Blutdruck und Cholesterinspiegel eine grundlegende Maßnahme. Hypertonie scheint die große Mehrheit der diabetischen Patienten zu betreffen und dies mit fortschreitendem Alter in immer größerem Maße, bis zu einer Prävalenz von bis zu über 90 % bei über 80-jährigen Diabetikern (Kabakov 2006). Bei Frauen wird zudem ein postmenopausaler Anstieg der Blutdruckwerte mit dem Abfall von Östrogenen und gleichzeitigem relativen Anstieg der Androgene assoziiert (Maric 2009). Im untersuchten diabetischen Kollektiv mit einem Durchschnittsalter von 62 Jahren trat der kardiovaskuläre Risikofaktor Hypertonie mit einer Prävalenz von 78,3 % bei weiblichen Patienten und mit 66,9 % bei männlichen Patienten auf. Die Gruppe der Diabetiker zeigte zudem einen wesentlich stärkeren Nikotinabusus mit einem Raucheranteil von 24 %, gegenüber dem Raucheranteil des Normalkollektivs von 12,5 %. Beachtlich ist zudem, dass im untersuchten weiblichen Normalkollektiv Frauen signifikant seltener rauchen (7 % vs. 20 % der Männer). Im Diabeteskollektiv erfassten wir ein wesentlich stärker ausgeprägtes Rauchverhalten; hier gaben knapp 19 % der Frauen Nikotinabusus an. Da das zusätzliche relative Risiko für Folgeerkrankungen durch Nikotinabusus für Frauen zwei- bis vierfach höher ist als für Männer (Sclavo 2001), ergibt sich hier ein dringender Handlungsbedarf im Sinne verstärkter Raucherentwöhnungsprogramme, gerade auch bei Frauen.

Im Kollektiv der Diabetespatienten zeigten zudem 51 % der Fälle in ihrem Risikofaktorenprofil eine Hypercholesterinämie. Um bei diesen Patienten die weitläufigen Auswirkungen dieses Risikofaktors auf das Gefäßsystem einzudämmen, erweist sich der Einsatz von Statinen als sinnvoll, um die regionale systolische und diastolische Myokardfunktion und die arterielle Steifigkeit zu verbessern (Mizuguchi, Oishi et al. 2008) sowie um eine Reduktion der IMT zu erzielen (Youssef, Seifalian et al. 2002). Entsprechend den Ergebnissen einer US-amerikanischen Querschnittsstudie (Wexler,

Grant et al. 2005) konnten auch bei unseren Studienteilnehmerinnen signifikant höhere Werte für HDL und Cholesterin nachgewiesen werden. Die weiblichen Studienteilnehmer zeigten in der Kontrollgruppe signifikant und in der Diabetikergruppe tendentiell höhere Cholesterinspiegel als die männlichen Studienteilnehmer. Der für das kardiovaskuläre Risiko entscheidende Anteil am Gesamtcholesterin, das LDL-Cholesterin (Classen 2003), zeigt bei unseren Untersuchungen im geschlechtsspezifischen Vergleich keine signifikanten Unterschiede. Die Einnahme von Statinen, die v.a. den LDL-Spiegel senken, unterschied sich zwischen den Geschlechtern nicht signifikant. Das HDL-Cholesterin als protektiver Faktor im Bezug zur Entwicklung kardiovaskulärer Erkrankungen (Classen 2003) zeigte sich im weiblichen Normal- und im weiblichen Diabeteskollektiv signifikant höher als im jeweiligen männlichen Kollektiv. Andererseits zeigte sich nur im weiblichen Kollektiv ein signifikant niedrigerer HDL-Spiegel bei Diabeteserkrankung. Die Mittelwerte der HDL-Fraktion der weiblichen wie auch der männlichen Diabetesgruppe liegen jedoch weiterhin über dem HDL-Zielwert bei Diabetes mellitus (> 45 mg/dl) (Papadakis, Milionis et al. 2001).

Die Bestimmung von Kreatinin im Serum dient als Basisparameter zur Untersuchung der Nierenfunktion. Ein erhöhtes Serum-Kreatinin kann auf eine Nierenerkrankung hindeuten (Classen 2003). In dem von uns untersuchten Kollektiv lag der Serum-Kreatinin-Spiegel der weiblichen Studienteilnehmer jeweils signifikant unter dem der männlichen Studienteilnehmer, jedoch insgesamt jeweils innerhalb des Normalbereichs (0,5-1,2 mg/dl). Kreatinin entsteht beim Stoffwechsel der Skelettmuskulatur aus Phosphokreatin. Die endogene Kreatininproduktion steht somit im Verhältnis zu Muskelmasse (die im allgemeinen bei Frauen geringer ist) und ist bei normaler Aktivität relativ stabil (Classen 2003).

Die Einflüsse der verschiedenen kardiovaskulären Risikofaktoren sowie die verschiedenen Mechanismen der diabetischen Kardiomyopathie führten in der vorliegenden Untersuchung im Kollektiv der Diabetespatienten zu einer Einschränkung der diastolischen und auch der systolischen Myokardfunktion. Dies spiegelt sich in erniedrigten diastolischen (Ve) bzw. systolischen (Vs) Myokardgeschwindigkeiten wieder, die mittels Gewebedopplerechokardiographie gemessen wurden und sowie für Frauen als auch für Männer mit Diabetes und anderen Risikofaktoren jeweils signifikant erniedrigt waren. Der Nachweis von diastolischen und systolischen Einschränkungen in der Myokardfuktion bei Diabetespatienten konnte bereits in anderen Studien mittels Gewebedopplerechokardiographie erbracht werden (von Bibra, Thrainsdottir et al. 2005; Loimaala, Groundstroem et al. 2006; Mogelvang, Sogaard et al. 2009).

4.3 Beurteilung der kardialen und hämodynamischen Parameter

Einflussfaktoren auf die Funktion des linken Ventrikels sind Preload, Afterload, die Herzfrequenz und die Kontraktilität des Myokards. Die Auswirkungen von Diabetes mellitus auf die myokardiale Funktion sind auf Grund des stetig anwachsenden Patientenkollektivs von großer klinischer Bedeutung und folglich Gegenstand diverser Studien. Zunächst kommt es über die Steigerung des myokardialen Metabolismus zu einer Erhöhung des myokardialen Sauerstoffbedarfs (Diamant, Lamb et al. 2003). Durch die Ausbildung einer autonomen Polyneuropathie, der sympathischen und parasympathischen Dysfunktion und der Reduktion der Reagibilität der Herzfrequenz wird die körperliche Belastbarkeit von Diabetespatienten reduziert (Kasahara, Izawa et al. 2006). Schon im frühen Stadium der Diabeteserkrankung kommt es zu diabetischer Kardiomyopathie (Diamant, Lamb et al. 2005).

Um zu untersuchen, ob Diabetes mellitus genderspezifische Einflüsse auf die myokardiale Funktion besitzt, wurden zunächst die anatomischen Strukturen der Studienteilnehmer untersucht. Hierbei zeigte sich die enddiastolische Dicke des Septum interventriculare (Se) für Männer und Frauen der Diabetesgruppe signifikant verdickt gegenüber der Septumdicke des Normalkollektivs. Es ist anzunehmen, dass die signifikanten Ergebnisse im geschlechtsspezifischen Vergleich durch die physiologisch kleinere Herzgröße der weiblichen Gruppe begründet sind. Die Dicke des Septum interventriculare nimmt durch den Einfluss des Diabetes gleichermaßen bei beiden Geschlechtern zu. Dies kann im Zusammenhang mit der von van Heerebeek beschriebenen Kardiomyozytenhypertrophie vor allem als Auswirkung von Hyperinsulinämie gesehen werden (van Heerebeek and Paulus 2009) und weniger als Ergebnis druckinduzierter linksventrikulärer Hypertrophie angesichts der allenfalls minimal überhöhten Blutdruckwerte in den diabetischen Kollektiven.

Die enddiastolische Dicke der linksventrikulären posterioren Wand (PW) zeigt im Normalkollektiv keine signifikante Differenz bzgl. des Geschlechts, wobei sie für die männliche und die weibliche Gruppe mit Diabetes bzgl. des Normalkollektivs signifikant verdickt ist. Im Diabeteskollektiv ist PW in der männlichen Gruppe signifikant stärker als in der weiblichen Gruppe. Dies lässt den Rückschluss zu, dass es bei beiden Geschlechtern unter dem Einfluss von Diabetes zu myokardialer Belastung mit konsekutiver Wanddickenzunahme des Myokards kommt. Diese Auswirkungen scheinen sich bei männlichen Diabetikern in diesem Punkt stärker zu manifestieren. Der Durchmesser des linken Atriums (LA) ergab im Normalkollektiv und im Diabeteskollektiv physiologischer Weise jeweils signifikant kleinere Messergebnisse für die weibliche Gruppe und zeigte durch den Einfluss des Diabetes keine signifikanten Veränderungen. Weiter zeigt sich ein signifikanter geschlechtsspezifischer Unterschied bzgl. des enddiastolischen Querdurchmessers des linken Ventrikels (ED). Dieser ist sowohl im Normalkollektiv als auch im Diabeteskollektiv jeweils in der weiblichen Gruppe kleiner. Der endsystolische Querdurchmesser (ES) zeigt hingegen keine geschlechtsspezifischen Differenzen zwischen den jeweiligen Kollektiven. ED und ES unterscheiden sich zwischen dem Normalkollektiv und dem Diabeteskollektiv nicht signifikant.

Durch die Messung des Fractional Shortening (FS), der Verkürzungsfraktion des linken Ventrikels in der Systole, wurde ein konventioneller eindimensionaler Parameter zur Messung der systolischen Myokardfunktion analog zur dreidimensionalen Ejektionsfraktion eingesetzt. Die Messergebnisse des Fractional Shortening zeigten im untersuchten Kollektiv keine signifikanten geschlechts-spezifischen Differenzen. Fractional Shortening wurde vor der Entwicklung der Gewebedopplerechokardiographie häufig zur Untersuchung und Diagnostizierung linksventrikulärer Dysfunktion eingesetzt. Ältere Studien basieren somit zu einem Teil auf Daten, die durch diese Untersuchungsmethode generiert wurden. Die Messung des Fractional Shortening, wie auch die Ejektionsfraktion, ist jedoch weniger sensitiv und der modernen Gewebedopplerechokardiographie in der Diagnostizierung von systolischer Dysfunktion unterlegen (Fang, Prins et al. 2004; von Bibra, Thrainsdottir et al. 2005).

Durch die Analyse des transmitralen E/A-Verhältnisses wurde ein weiterer konventioneller Parameter hier zur Erfassung diastolischer Funktionseinschränkungen eingesetzt. Im Kollektiv mit Diabetes konnte als Zeichen einer diastolischen Dysfunktion ein vermindertes transmitrales E/A-Verhältnis bestätigt werden. Auch im Hinblick auf diesen Parameter wurden keine geschlechtsspezifischen Unterschiede in der myokardialen Funktion festgestellt. Die diagnostische Aussagekraft des E/A-Verhältnisses bzgl. der

Myokardfunktion wird jedoch in der Literatur teilweise als eingeschränkt beurteilt (Herkner, Mullner et al. 2000).

Vorteile der Gewebedopplerechokardiographie (TDI) gegenüber der konventionellen Echokardiographie werden v.a. in der Möglichkeit der Darstellung und Quantifizierung subklinischer linksventrikulärer Dysfunktion gesehen. Diese wird bereits zu einem Zeitpunkt erfasst, an dem die konventionellen echokardiographischen Parameter noch keine klinischen Zeichen der myokardialen Dysfunktion erfassen (von Bibra, Thrainsdottir et al. 2005). Durch den Einfluss von Diabetes mellitus kommt es bereits zu subklinischer myokardialer Dysfunktion bevor sich eine koronare Herzkrankheit oder eine linksventrikuläre Hypertrophie manifestiert. Mit dem Einsatz von TDI können solche systolischen und diastolischen Abweichungen der myokardialen Funktion festgestellt werden, noch bevor Patienten klinisch mit einer kardialen Dysfunktion auffallen (Fang, Schull-Meade et al. 2005). TDI erscheint sehr effektiv bei der Identifikation von subklinischer linksventrikulärer Dysfunktion bei diabetischen Patienten (Marwick 2004). So konnte durch den Einsatz von TDI eine Einschränkung der diastolischen und der systolischen myokardialen Funktion bereits bei asymptomatischen Patienten mit neu entdecktem Diabetes mellitus Typ 2 nachgewiesen werden (Loimaala, Groundstroem et al. 2006).

Die systolische Myokardfunktion, die auch in dieser Studie mittels TDI durch die systolische Myokardgeschwindigkeit (Vs) ermittelt wurde, zeigte sich im diabetischen Kollektiv bei beiden Geschlechtern signifikant vermindert gegenüber dem Normalkollektiv, wodurch die Einschränkung der systolischen Myokardfunktion durch den Einfluss des Diabetes für beide Geschlechter erneut nachgewiesen werden konnte. Innerhalb des Kollektivs ohne Diabetes mellitus konnte zwischen Gruppe N1 (weiblich, kein Diabetes) und Gruppe N2 (männlich, kein Diabetes) mittels Gewebedopplerechokardiographie eine signifikante Differenz bzgl. des Parameters der systolischen Myokardfunktion (Vs) registriert werden. Die systolische Myokardgeschwindigkeit bewies auch im Diabeteskollektiv eine signifikante geschlechtsspezifische Differenz. In beiden Gruppen zeigte sich eine signifikant kleinere systolische Myokardgeschwindigkeit im weiblichen Kollektiv, der jedoch nur in den Postmenopause-Untergruppen nachweisbar blieb. Der Differenzwert zum altersbezogenen Normwert der systolischen Myokardfunktion (dVsNorm) zeigte hingegen nur im Normalkollektiv einen signifikanten Unterschied zwischen den Geschlechtern. Hierbei als relevant zu betrachten ist jedoch, dass der

Normwert für Vs aus eben diesem Kollektiv erstellt wurde und aus den gepoolten Gruppen N1 und N2 hervorgeht. Der negative Durchschnittswert für dVsNorm in Gruppe N1 kommt zustande, da die weibliche Gruppe eine geringere Myokardgeschwindigkeit aufweist, als die des Durchschnittswerts für Männer und Frauen ohne Diabeteserkrankung. Die Daten zeigen, dass bereits Frauen ohne Diabetes in der Postmenopause eine niedrigere systolische Myokardgeschwindigkeit als Männer besitzen, und, dass die systolische Myokardfunktion durch den Einfluss von Diabetes mellitus geschlechtsunabhängig negativ beeinträchtigt wird. Inwieweit dieser Unterschied mit der bei Frauen festgestellten kleineren Körpergröße und/oder vermehrtem Gebrauch von Betablockern und Diuretika zusammenhängt, ist aus dem vorliegenden Datengut nicht zu differenzieren. Insgesamt schlägt sich dieser Unterschied jedoch nicht als Verschlechterung des gleichzeitig gemessenen systolischen Funktionsparameters fractonal shortening nieder und, insbesondere, nicht als Verschlechterung der diastolischen Funktion.

Hingegen zeigte die diastolische Herzfunktion, insbesondere das mittlere frühdiastolische Geschwindigkeitsmaximum (Ve) und auch der Differenzwert zum altersbezogenen Normwert für Ve (dVeNorm) im geschlechtsspezifischen Vergleich keine signifikanten Differenzen. Die diastolische Myokardfunktion, quantitativ gemessen mittels Gewebedopplerechokardiographie als Ve und zum altersunabhängigen Vergleich dargestellt als dVeNorm, ist als Parameter zum Krankheitsverlauf und zur Therapiekontrolle besonders bedeutsam, da sie potentiell reversible Komponenten beinhaltet (von Bibra, Hansen et al. 2004). Ein negativer Wert für dVeNorm beschreibt eine diastolische myokardiale Unter- oder Dysfunktion. Ve sowie auch dVeNorm sind in der durchgeführten Untersuchung im diabetischen Kollektiv für Männer und Frauen signifikant erniedrigt bzgl. des Normalkollektivs. Somit konnten die Einschränkungen der diastolischen Myokardfunktion im diabetischen Kollektiv durch den Parameter dVeNorm in dieser Untersuchung altersunabhängig für Frauen und Männer gleichermaßen belegt werden. Die Berechnung des geschlechtsunabhängigen Grenzwertes zur diastolischen Dysfunktion für jeden individuellen Patienten ermöglicht die Quantifizierung diastolischer Dysfunktion und trägt Potential für Therapieüberwachung und präventive Therapiestudien. Bei der Analyse der hämodynamischen Parameter zeigt sich im Diabeteskollektiv für beide Geschlechter ein signifikant höherer systolischer Blutdruck als im Normalkollektiv, der sich bzgl. des Geschlechts in den Untergruppen nicht signifikant unterscheidet. Der diastolische Blutdruck ist im Diabeteskollektiv jeweils nicht signifikant höher als im Normalkollektiv, liegt aber im männlichen Diabeteskollektiv signifikant höher als im weiblichen Diabeteskollektiv. Die Herzfrequenz (HF) ist ein Marker für die sympathische Aktivität, die bei Diabetespatienten oftmals pathologisch erhöht ist. Im Rahmen der Diabeteserkrankung kommt es durch die überschießende sympathischen Aktivität zu einer Inbalance des sympathischen und parasympathischen Systems, bekannt als kardiovaskuläre autonome Neuropathie (Brook and Julius 2000; Kasahara, Izawa et al. 2006). Die Herzfrequenz der Männer mit Diabetes ist in dieser Studie signifikant höher, als die der männlichen Personen des Normalkollektivs. Dieser signifikante Unterschied besteht für Frauen nicht. Der Einsatz von Betablockern war dabei zwischen den Geschlechtern vergleichbar. Es scheint, dass Männer mit Diabetes tendentiell mit einem größeren Anstieg der Herzfrequenz reagieren.

Durch makrovaskuläre Veränderungen kommt es über die Ausbildung arterieller Hypertonie zu fortschreitender Nachlasterhöhung und somit rückwirkend auch zu Einflüssen auf die Herzfunktion. Das Druck-Frequenz-Produkt (RPPr) ist für Frauen und Männer mit Diabetes gleichermaßen signifikant erhöht. Das Druck-Frequenz-Produkt, das einen Marker des myokardialen Sauerstoffverbrauchs darstellt, zeigte im geschlechtsspezifischen Vergleich der Subgruppen keine signifikanten Differenzen. Es konnte somit bestätigt werden, dass Diabetes zu einer vermehrten Herzarbeit führt, und gezeigt werden, dass dies für Männer und Frauen gleichermaßen zutrifft.

Die Blutdruckamplitude (RR syst. – RR diastol.) ist im diabetischen Kollektiv signifikant höher als im Normalkollektiv. Die Blutdruckamplitude wird vor allem durch die Elastizität der Gefäße und das Schlagvolumen des linken Ventrikels beeinflusst. Auf diese Weise konnte der Einfluss des Diabetes auf die myokardiale und die vaskuläre Funktion belegt werden. Interessanterweise zeigt sich zudem die Blutdruckamplitude im weiblichen diabetischen Kollektiv signifikant größer als im männlichen diabetischen Kollektiv. Daraus kann gefolgert werden, dass Frauen mit Diabeteserkrankung tendentiell mit einem stärkeren Elastizitätsverlust der Aorta bzw. der großen Gefäße reagieren.

Wave Intensity Approach ist ein nichtinvasives Untersuchungsverfahren, das Aufschluss über die Interaktion der ventrikulären Funktion und der Steifigkeit der arteriellen Gefäße gibt. Die Wave Intensity wird mittels Ultraschall erhoben und aus dem Produkt der Veränderungen von Druck und von Blutflussgeschwindigkeit berechnet (Rakebrandt, Palombo et al. 2009). Wave Intensity (WI) konnte als aussagekräftiger Parameter zur Beschreibung ventrikuloarterieller Interaktion mehrfach in Studien bestätigt werden (Ohte,

Narita et al. 2003; Rakebrandt, Palombo et al. 2009; Sugawara, Niki et al. 2009). Bei der Messung der WI kommt es bei gesunden Probanden zu zwei aufeinanderfolgenden Peaks, bezeichnet durch W1 und W2 (Niki, Sugawara et al. 2002). Der erste Peak entsteht in der frühen Systole durch die Kontraktion des linken Ventrikels und die durch die Ventrikelkontraktion angestoßene Druckwelle, die sich fortlaufend im arteriellen System ausbreitet. Dieser erste Peak der WI ist bei Patienten mit koronarer Herzerkrankung pathologisch erniedrigt (Sugawara, Niki et al. 2009). Gleichzeitig wird der Parameter aber auch durch die Gefäßcompliance beeinflusst (Parker 2009). In dieser Arbeit wurde W1 bzgl. der genderspezifischen Differenzen in die Analyse einbezogen. Der zweite Peak (W2) entspricht der linksventrikulären Funktion in der späten Systole und zeigt beispielsweise bei hypertropher Kardiomyopathie und Mitralinsuffizienz spezifische pathologische Veränderungen (Sugawara, Niki et al. 2009). Genderspezifische Analysen sollten deshalb bzgl. dieses Parameters an einem anderen Patientengut vorgenommen werden. In den durchgeführten Analysen zeigten das weibliche und das männliche Kollektiv bzgl. des ersten Peaks der WI keine signifikanten Differenzen. Somit kann gefolgert werden, dass das Geschlecht bzgl. der Ausbildung und Fortleitung der Pulswelle durch die systolische Kontraktion des Ventrikels einen untergeordneten Einflussfaktor darstellt.

4.4 Beurteilung der vaskulären Parameter

Diabetes mellitus ist einer der Hauptrisikofaktoren für das Auftreten von endothelialer Dysfunktion und Atherosklerose (Mehta, Rasouli et al. 2006). Durch die Gegenüberstellung des Normal- und des Diabeteskollektivs wurde ein Studienaufbau gewählt, durch den physiologische geschlechtsspezifische Differenzen, die in einem Normalkollektiv herausgefiltert wurden, zu den geschlechtsspezifischen pathologischen Veränderungen in einer Hochrisikogruppe für atherosklerotische Veränderungen in Bezug gesetzt werden können.

Zur Analyse der genderspezifischen atherosklerotischen Belastung der Studienteilnehmer wurde in der vorgestellten Untersuchung die Intima Media Dicke (IMT) der A. carotis communis gemessen. Die IMT ist ein aussagekräftiger Prädiktor für kardiovaskuläre Events (Simon, Gariepy et al. 2002; Lorenz, Markus et al. 2007). Überdies können durch die Messung der IMT pathologische Gefäßveränderungen zu einem frühen Zeitpunkt dokumentiert werden. Somit können bei Patienten mit erhöhtem kardiovaskulärem Risiko Entscheidungsgrundlagen für eine aggressivere Therapieeinstellung, auch im Sinne der primären Prävention, getroffen werden (Tutta 2007). Durch die vorgelegten Untersuchungen konnte im diabetischen Kollektiv eine tendentiell dickere IMT festgestellt werden. In der geschlechtsspezifischen Analyse wurde kein signifikanter Unterschied bzgl. der IMT festgestellt. Da das untersuchte Kollektiv der Diabetespatienten mit einem durchschnittlichen HbA1c von 7,3 % relativ gut eingestellt war und eine strikte Blutzuckereinstellung bei Diabetes mellitus einen protektiven Effekt auf das Fortschreiten der IMT hat (Kawasumi, Tanaka et al. 2006), könnte hierin die Begründung liegen, weshalb die IMT im diabetischen Kollektiv sich nur in der Tendenz, jedoch nicht signifikant erhöht zeigte. Zudem wurden Patienten mit schwerwiegenden diabetischen Folgeerkrankungen aus der Studie ausgeschlossen.

Der Literatur zu Folge können Veränderungen der vaskulären Funktion anhand der Analyse von Steifigkeit und Elastizität der Gefäße noch früher und sensitiver detektiert werden, als dies durch die Messungen der IMT möglich ist (Claridge, Bate et al. 2008). Die Zunahme der arteriellen Steifigkeit der Gefäße ist gleichzusetzen mit einer verminderten Funktion der Gefäße, deren primäre Aufgabe darin besteht, die Gewebe mit oxygeniertem Blut ausreichend zu versorgen. Die blutdruckassoziierte Zunahme der arteriellen Steifigkeit wird pathogenetisch mit Veränderungen in der extrazellulären Matrix von Media und Adventitia in Zusammenhang gebracht (Tayebjee, MacFadyen et al. 2003). Zusätzlich spielt bei Diabetespatienten und erhöhtem Blutglukoselevel die nicht-enzymatische Glykosylierung eine maßgebliche Rolle (Airaksinen, Salmela et al. 1993).

Eine nichtinvasive und sensitive Methode die Gefäßfunktion zu evaluieren, ist die Erfassung der vaskulären Elastizität mittels des Elastizitätsmoduls ε (Claridge, Bate et al. 2008). Wie auch durch Avgeropoulou et al. beschrieben, zeigen Diabetespatienten in dieser Untersuchung einen signifikant höheren systolischen Blutdruck, eine signifikant höhere W1 und einen signifikant höheren Wert für den Elastizitätsmoduls ε (Avgeropoulou 2006). Zudem konnte hier aufgezeigt werden, dass diese Veränderungen geschlechtsunabhängig auftreten. Die höheren Werte für W1 im Kollektiv mit diabetischer Stoffwechsellage werden von Avgeropoulou et al. mit der Fähigkeit des linken Ventrikels in Zusammenhang gebracht, bei Diabeteserkrankung eine größere Menge an Energie in den vaskulären Gefäßbaum zu übertragen (Avgeropoulou 2006).

Die Untersuchung der arteriellen Steifigkeit anhand des Steifigkeitsindex ß wurde ebenfalls an der A. carotis communis durchgeführt. Die gewählte Methode bietet durch die gute Zugänglichkeit des zu untersuchenden Gefäßes den Vorteil, dass auch bei der Untersuchung adipöser Patienten keine Messungenaugigkeiten zu erwarten sind. Durch die Untersuchungsergebnisse konnte bestätigt werden, dass Diabetes mellitus bei beiden Geschlechtern zu einer signifikanten Erhöhung der vaskulären Steifigkeit führt (Winer and Sowers 2003). Im diabetischen Kollektiv konnte für den Steifigkeitsindex ß eine signifikant stärkere arterielle Steifigkeit im weiblichen Kollektiv (Gruppe D1) registriert werden. Diese Differenz wurde im gesunden Kollektiv nicht beobachtet. Pathologische Veränderungen der Gefäßwandfunktion bei Diabetikern wurden bereits in anderen Studien nachgewiesen (Woodman and Watts 2003; Tedesco, Natale et al. 2004; Mitchell 2009). Durch diese Untersuchung konnte gezeigt werden, dass besonders Frauen mit Diabetes – relativ unabhängig vom Blutdruck – anfälliger für die Ausbildung einer verstärkten Steifigkeit der Arterien sind. Dies ist von besonderer Bedeutung, da erhöhte arterielle Steifigkeit in pathophysiologischem Zusammenhang mit der Ausbildung von kardiovaskulärer Erkrankung und Mortalität bei Diabetes mellitus steht (Stehouwer, Henry et al. 2008).

4.5 Beurteilung des prä- und postmenopausal differenzierten Vergleichs

Das unterschiedliche Geschlechtshormonprofil wird mit geschlechtsspezifischen Unterschieden im Glukose- und Fettstoffwechsel in Zusammenhang gebracht (Legato, Gelzer et al. 2006) und verändert sich über Lebensphasen hinweg. Am untersuchten Studienkollektiv wurde der prä- und postmenopausal differenzierte Vergleich mit dem Ziel durchgeführt, die These der prämenopausal protektiv wirkenden Effekte der Östrogene bei Frauen auf myokardiale, vaskuläre und hämodynamische Funktion an unserem Patientenkollektiv zu verifizieren. Östrogendefizienz wird in der Literatur sowohl bei Männern als auch bei postmenopausalen Frauen mit einer Verschlechterung des Glukosestoffwechsels assoziiert (Simpson, Misso et al. 2005). Außerdem war von Interesse, ob der in der Literatur diskutierte genderspezifische Krankheitsverlauf (Regitz-Zagrosek, Brokat et al. 2007) eventuell anhand von Auffälligkeiten bzgl. der myokardialen, vaskulären und hämodynamischen Parameter dargestellt wird.

Folglich wurde zunächst eine genderspezifische Analyse durchgeführt, die den prä- und postmenopausalen Vergleich im jeweiligen Alterskollektiv unabhängig von der Stoffwechsellage darstellt. In einer weiteren Analyse wurde dann zusätzlich das prä- und postmenopausale Kollektiv bzgl. der Diabeteserkrankung differenziert betrachtet.

Die Ergebnisse des gemischten Vergleichs zeigen signifikante Unterschiede bzgl. der physiologischer Weise im jeweils weiblichen Kollektiv kleineren anatomischen myokardialen Strukturen. Signifikante geschlechtsspezifische Unterschiede bestehen zudem für die im weiblichen prämenopausalen Kollektiv signifikant niedrigeren Triglyzeridwerte und die signifikant höheren Laborwerte für HDL. HDL-Cholesterin veranlasst den Rücktransport von Cholesterin zur Leber. Die Assoziation zwischen reduziertem HDL-Cholesterin und erhöhtem Risiko für Herzerkrankungen ist in der Literatur etabliert (Bitzur 2009). Innerhalb des untersuchten Kollektivs ist eine bessere Lipidstoffwechsellage bei prämenopausalen Frauen signifikant nachweisbar. Ein interessanter Aspekt findet sich bzgl. der Lipidstoffwechsellage auch im postmenopausalen Kollektiv. Während der Mittelwert für Cholesterin, Triglyzeride und LDL-Cholesterin im männlichen Kollektiv ab 60 Jahre sogar unter dem Mittelwert des Kollektivs der bis 50-Jährigen liegt, steigt der jeweilige Mittelwert im weiblichen Kollektiv postmenopausal deutlich an, es zeigt sich ein signifikant höherer Wert für Cholesterin und LDL im weiblichen postmenopausalen Kollektiv. Obwohl der „schützende" HDL-Spiegel über die verschiedenen Lebensphasen hinweg gleichbleibend im jeweils weiblichen Kollektiv signifikant höher liegt, zeigt sich doch eine deutliche Verschlechterung der Lipidstoffwechsellage bei Frauen im postmenopausalen Kollektiv in Form des erhöhten LDL-Spiegels. Als ursächlich können zum einen molekulare Mechanismen, andererseits aber auch eine schlechtere Einstellung der lipidsenkenden Therapie im weiblichen Kollektiv in Betracht gezogen werden, obgleich Statine als potente Arzneimittel zur Senkung des LDL-Cholesterinspiegels etabliert sind (Bitzur 2009) und zumindest im diabetischen Kollektiv auch vermehrt zur Anwendung gekommen sind.

Postmenopausal zeigt sich die Blutdruckamplitude im weiblichen Kollektiv signifikant größer als im männlichen. Weiter zeigte sich eine signifikant schlechtere Nierenfunktion bei Männern ab 60 Jahren. Bezüglich der mittels Gewebedoppler ermittelten systolischen und diastolischen Myokardfunktion zeigte sich unabhängig von der Stoffwechsellage im Hinblick auf den Vergleich in verschiedenen Lebensphasen eine geschlechtsunabhängige Veränderung der Myokardfunktion.

Um nun zu verifizieren, welche geschlechtsspezifischen Differenzen unabhängig von der Stoffwechsellage immer auftreten und, welche speziell auf die Veränderungen bei diabetischer Stoffwechsellage zurückzuführen sind, wurde das prä- und postmenopausale Kollektiv auch jeweils differenziert bzgl. der Diabeteserkrankung untersucht. Die Ergebnisse des geschlechtsspezifischen prämenopausalen Kollektivs mit normaler und mit diabetischer Stoffwechsellage zeigen ebenfalls kleinere Messwerte bzgl. der anatomischen Strukturen bei Frauen. Prämenopausal ist im Kollektiv ohne Diabetes der HDL-Spiegel deutlich und signifikant höher als im männlichen Vergleichskollektiv. Interessanterweise besteht im prämenopausalen Kollektiv bei normaler Stoffwechsellage und auch in der Gruppe mit Diabeteserkrankung jeweils kein signifikanter Unterschied bzgl. der diastolischen und auch der systolischen Myokardfunktion.

Im postmenopausalen Kollektiv zeigten sich bzgl. der anatomischen Messgrößen gleiche Tendenzen mit jeweils etwas größeren Strukturen in den männlichen Kollektiven. Postmenopausal ergaben sich im weiblichen Kollektiv mit diabetischer Stoffwechsellage signifikant höhere Messwerte bzgl. der Blutdruckamplitude und bzgl. des Steifigkeitsindex Beta sowie ein niedrigerer Messwert von Vs. Die auch durch De Angelis et al. bei Diabetespatienten beschriebene, im Vergleich zu Männern größere altersassoziierte Zunahme der arteriellen Steifigkeit der Gefäße bei Frauen könnte im Zusammenhang mit dem unterschiedlichen postmenopausalen hormonellen Profil stehen (De Angelis, Millasseau et al. 2004). Dies kann ein Hinweis darauf sein, dass unter dem Einfluss der diabetischen Stoffwechsellage die vaskuläre Funktion bei Frauen deutlich stärker beeinträchtigt ist. Ebenfalls signifikant höhere Werte bestehen bzgl. der Laborparameter Cholesterin und HDL. Der Kreatininspiegel liegt hingegen bei postmenopausalen Frauen mit Diabeteserkrankung signifikant unter dem des männlichen Vergleichkollektivs.

Letztendlich können anhand dieser differenzierten Analyse der Parameter des Patientenguts der bis 50-Jährigen und der ab 60-Jährigen erste Trends geschlechtsspezifischer Verläufe im Bezug auf verschiedene Lebensphasen des Menschen aufgezeigt werden. Anhand der ausgewerteten Daten ließ sich der postulierte prämenopausale „weibliche Vorteil" durch die kardiovaskulär protektive Wirkung von Östrogenen (Ren 2006; Regitz-Zagrosek, Wintermantel et al. 2007) nicht signifikant bzgl. der systolischen oder diastolischen myokardialen Funktion bestätigen. Im postmenopausalen Kollektiv zeigt sich jedoch eine signifikant größere vaskuläre Steifigkeit und somit verminderte vaskuläre Funktion bei postmenopausalen Frauen mit Diabetes. Dies kann unter anderem im Zusammenhang mit der höheren Prävalenz von arterieller Hypertonie bei Frauen über 65 Jahren (Regitz-Zagrosek 2003) stehen. Die Komorbidität von Hypertonie und Diabetes mellitus führt bei beiden Geschlechtern zu erhöhter vaskulärer Steifigkeit (Tedesco, Natale et al. 2004). Ebenfalls ist in der Literatur die kardiovaskuläre Risikoerhöhung durch postmenopausal veränderte Geschlechtshormonspiegel mehrfach beschrieben (Simpson, Misso et al. 2005; Regitz-Zagrosek, Lehmkuhl et al. 2006). Um tiefgreifendere Einblicke in die Auswirkungen hormoneller Wechselwirkungen zu erhalten, ist es nötig weitere Studien durchzuführen.

4.6 Klinische Bedeutung und Ausblick

Das Thema Gendermedizin bzw. auch speziell die Frauengesundheitsforschung steht in der modernen Medizin in einem neuen Betrachtungsschwerpunkt. Der fälschlicherweise weitverbreitete Gedanke, kardiovaskuläre Erkrankungen hätten bei Frauen eine bessere Prognose, führte in der Vergangenheit zu weniger strikten Diagnosestellungen und zurückhaltenderen Behandlungsschemata bei Frauen (Welty 2001). Daraus resultiert beispielsweise, dass Frauen über 65 Jahren zwar eine signifikant höhere Prävalenz an Hypertension als Männer zeigen, jedoch in signifikant kleinerem Maße durch medikamentöse Therapie zu einer erfolgreichen Blutdruckeinstellung gelangen (McDonald 2009). In dem von uns untersuchten Kollektiv ergaben sich keine signifikanten genderspezifischen Unterschiede bzgl. Hypertension und antihypertensiver Medikation. Der systolische Blutdruck zeigte sich im Diabeteskollektiv bei beiden Geschlechtern signifikant erhöht gegenüber dem Normalkollektiv. Eine optimale Blutdruckeinstellung ist zudem auch Mittel der Wahl zur Reduktion arterieller Steifigkeit (Stehouwer, Henry et al. 2008), die sich in dieser Untersuchung im weiblichen diabetischen Kollektiv signifikant höher als im männlichen Kollektiv darstellt. In der Schlussfolgerung sollte im Sinne eines genderadaptiert optimalen Therapieansatzes das Ziel einer optimalen Blutdruckeinstellung bei Diabeteserkrankung für beide Geschlechter in gleichem Maße verfolgt werden. In dem von uns untersuchten Kollektiv wurde der Risikofaktor Hyperlipidämie tendenziell häufiger im weiblichen Kollektiv beobachtet, es ergaben sich bzgl. der Laborwerte signifikant höhere Cholesterinspiegel im weiblichen Kollektiv ohne Diabetes und in der Tendenz auch bei diabetischer Stoffwechsellage. Ebenfalls war jewels im weiblichen Kollektiv aber auch die potentiell protektive HDL-Fraktion signifikant höher als im männlichen Vergleichskollektiv. Randomisierte Studien für primäre und sekundäre Prävention von kardiovaskulären Erkrankungen weisen darauf hin, dass Statine in ihrer protektiven Wirkung für Frauen und Männer gleichermaßen protektiv sind und, dass auch bei gleichzeitiger postmenopausaler Hormonersatztherapie bei Frauen ein weiterer Benefit durch Herabsenken der LDL-Fraktion durch Statine erreicht werden kann (Welty 2001). Wie durch Wexler et al. beschrieben, scheinen die therapeutischen Möglichkeiten bzgl. der modifizierbaren kardiovaskulären Risikofaktoren aktuell bei Frauen mit Diabetes oftmals weniger ausgeschöpft zu werden als bei Männern (Wexler, Grant et al. 2005).

Die bei Diabetes auftretenden myokardialen Strukturveränderungen und die Ausbildung von diastolischer Dysfunktion konnte früher nur semiquantitativ beurteilt werden (Fang, Prins et al. 2004). Mittels Gewebedopplerechokardiographie ist nun die Quantifizierung möglich. Die Gewebedopplerechokardiographie stellt ein probates Verfahren zur präventiven Diagnostik und Therapieverlaufskontrolle dar (von Bibra, Thrainsdottir et al. 2005). In dieser Arbeit konnte gezeigt werden, dass die diastolische Dysfunktion bei Diabetes Frauen und Männer gleichermaßen betrifft. Durch den neuen Parameter zum altersunabhängigen Vergleich der systolischen und diastolischen Myokardfunktion wird die Therapiekontrolle myokardialer Dysfunktion objektiviert. Therapieverlaufskontrollen bei metabolischem Syndrom und diabetischer Kardiomyopathie sind besondere Bedeutung beizumessen, da insbesondere die diastolische Dysfunktion in Abhängigkeit von der Qualität der Blutzuckereinstellung und anderer Einflussfaktoren potenziell dynamische und reversible Komponenten aufweist (von Bibra, Siegmund et al. 2009). Präventive Maßnahmen, wie die Optimierung der Blutzuckereinstellung, antihypertensive Therapie, Regulierung des Lipidstoffwechsels und Lifestyleveränderung, können so einer klinischen Erfolgskontrolle unterzogen werden. Hieraus ergeben sich auch neue Ansätze für Präventivmedizinische Studien.

Für beide Geschlechter gilt zudem der Ansatz, dass im Falle einer Diabeteserkrankung durch eine Optimierung der Diabeteseinstellung der Versuch unternommen werden sollte, auf eventuell reversible Komponenten der kardialen Dysfunktion Einfluss zu nehmen (von Bibra, Siegmund et al. 2009). Durch die vorgestellten Untersuchungen konnten die Einschränkungen der diastolischen Myokardfunktion im diabetischen Kollektiv durch den Parameter dVeNorm altersunabhängig für Frauen und Männer gleichermaßen belegt werden. Die Berechnung des geschlechtsunabhängigen Grenzwertes zur diastolischen

Dysfunktion für jeden individuellen Patienten ermöglicht die Quantifizierung diastolischer Dysfunktion. Anhand der geschlechtsunabhängigen Quantifizierbarkeit subklinischer diastolischer Dysfunktion ergeben sich neue Ansätze zur Therapieüberwachung und präventive Therapiestudien.

Eine besondere Gefährdung im weiblichen diabetischen Kollektiv ergibt sich eventuell durch die Unterpräsentation in Studien und durch das mangelnde Risikobewusstsein von Patientinnen und Ärzten/Innen. Um eine optimale Prävention und Therapie zu gewährleisten, ist es sinnvoll, Risikofaktoren individuell zu erfassen und eventuell ein geschlechtsspezifisches Gesundheitsmanagement zu erstellen, um z.B. auf unspezifisch geäußerte Symptome weiblicher Patienten direkter eingehen zu können. Eine umfangreiche Gefäß- und Herzfunktionsdiagnostik sollte geschlechtsunabhängig und leitliniengerecht entsprechend des jeweiligen Patientenrisikofaktorenprofils durchgeführt werden. Dies bedeutet, dass besonders auch weibliche Patienten vermehrt in präventivmedizinische Konzepte eingeschlossen, über ihr kardiovaskuläres Risiko aufgeklärt und gegebenenfalls therapiert werden sollten. Hierbei sollten geschlechtsunabhängig die leitliniengerechten Therapieziele in der lipidsenkenden und antihypertensiven Therapie verfolgt werden. Einer konsequenten Therapie und nachhaltigen Sekundärprävention ist große Bedeutung beizumessen.

Wie unsere Daten aufzeigen, besteht eine weitere Herausforderung in der Erforschung grundlegender molekularer Mechanismen geschlechtsspezifischer Unterschiede der myokardialen und vaskulären Funktion sowie der multiplen hormonellen Einflüsse und Wechselwirkungen, insbesondere in der Postmenopause.

5. Zusammenfassung

Diese klinische Doktorarbeit hat zum Ziel die geschlechtsspezifischen Unterschiede der diastolischen und systolischen Myokardfunktion und der vaskulären Funktion bei Diabetes mellitus Typ 2 Patienten und bei Kontrollpersonen aufzuzeigen, um das kardiovaskuläre Risiko dieser Zielgruppen weiter zu differenzieren.

Die durchgeführte prospektive Querschnittsstudie umfasst ein Kollektiv von 358 Probanden. Untersucht wurden als Normalkollektiv eine Gruppe von 168 Probanden ohne Diabetes und ohne kardiale Erkrankung (70 Männer und 98 Frauen) und als potentiell atherosklerotisch belastetes Kollektiv eine Gruppe von 190 Patienten mit Diabetes mellitus Typ 2, die sich aus 121 Männern und 69 Frauen zusammensetzt. Folgende Parameter bzw. Einflussgrößen wurden in dieser Arbeit bzgl. geschlechtsspezifischer Differenzen bzw. geschlechtsunabhängiger Veränderungen verifiziert: 1) diastolische Myokardfunktion, 2) systolische Myokardfunktion, 3) vaskuläre Funktion, 4) Einfluss von Diabetes mellitus auf diese Parameter und 5) Einfluss von prämenopausalem vs. postmenopausalen Alter auf diese Parameter.

Die geschlechtsspezifischen Gruppenvergleiche wurden mittels One-way-ANOVA und anschließendem Post-Hoc Test Bonferroni durchgeführt. Wegen der starken und linearen Abhängigkeit der diastolischen Myokardfunktion Ve vom Alter wurde mittels linearer Regressionsanalyse im Normalkollektiv der altersbezogene Normalwert von Ve ebenfalls als lineares Modell bestimmt [VeNorm = (-0,15 x Alter) + 18], so dass die Abweichung des individuell gemessenen Ve zu diesem errechneten Normwert als dVeNorm bestimmt werden konnte. Ein dabei resultierender negativer Wert von dVeNorm kennzeichnet eine diastolische Unter- oder Dysfunktion. In Analogie zu dieser Vorgehensweise wurde für die systolische Herzfunktion Vs auch dVsNorm bestimmt.

1) Als wichtigstes Ergebnis bestand kein genderspezifischer Unterschied für die diastolische Herzfunktion Ve sowohl absolut gemessen als auch für dVeNorm sowohl im Normalkollektiv als auch im diabetischen Kollektiv.
2) Frauen zeigten im Normalkollektiv signifikant kleinere Werte bzgl. der systolischen Herzfunktion Vs und für dVsNorm, aber im diabetischen Kollektiv nur für Vs und dies bei Altersdifferenzierung lediglich postmenopausal.

3) Im Normal- und Diabeteskollektiv fand sich kein genderspezifischer Unterschied bei den vaskulären Funktionsparametern IMT und Elastizitätsmodul ε. Hingegen war der Steifigkeitsindex ß nur im Diabeteskollektiv bei Frauen signifikant höher, aber bei der prä- vs. postmenopausalen Differenzierung nur postmenopausal.

Des Weiteren wurden die aus früheren Untersuchungen bekannten genderspezifischen Unterschiede von Cholesterinspiegeln, HDL, und Serumkreatinin bestätigt. Angesichts von bei Frauen signifikant kleinerer Körpergröße bzw. -gewicht wurden die kleineren linksventrikulären bzw. atrialen Durchmesser und Wanddicken der Frauen als hiervon abhängig beurteilt, im Normal- wie im Diabeteskollektiv.

4) Ausschließlich im Diabeteskollektiv war hingegen für Frauen der diastolische Blutdruck signifikant niedriger und die Blutdruckamplitude größer, assoziiert mit größerer Gefäßsteifigkeit ß.

5) Die geschlechtsunabhängige Reduktion der diastolischen Myokardfunktion und von dVeNorm wurde auch im Vergleich prämenopausaler Frauen mit Männern des gleichen Alterskollektivs sowie der beiden postmenopausalen Altersgruppen bestätigt. Bezüglich der vaskulären Funktion zeigte sich jedoch größere Steifigkeit der Gefäße im weiblichen postmenopausalen Kollektiv mit Diabetes mellitus assoziiert mit niedrigerer systolischer Myokardfunktion.

Ein wichtiges Ergebnis dieser Arbeit ist die Geschlechtsunabhängigkeit aber ausgeprägte Altersabhängigkeit der mittels Gewebedoppler-Echokardiographie quantitativ gemessenen diastolischen Myokardfunktion sowohl im Normalkollektiv als auch im diabetischen Kollektiv. Die Abgrenzung normaler diastolischer Funktion von Dysfunktion kann somit anhand der linearen Relation von Ve und Alter definiert werden und für jeden Patienten individuell als Vergleich dieser errechneten Normgröße mit dem aktuell gemessenen Wert Ve bestimmt werden. Dieser Parameter kann zur Therapiekontrolle und Beurteilung des Krankheitsverlaufes benutzt werden und ist von großer Bedeutung, da die Quantifizierung diastolischer Dysfunktion das Potential für Therapieüberwachung und präventive Therapiestudien mit sich bringt. Analog zur diastolischen Herzfunktion ist die systolische Funktion zumindest prämenopausal ebenfalls geschlechtsunabhängig.

Durch die vorgestellte Untersuchung zeigt sich, dass der weithin verbreitete Risikofaktor „männliches Geschlecht" nicht als allgemeingültig gelten kann, sondern einer differenzierteren Betrachtung bedarf. Die in dieser Untersuchung ausgewerteten Patientendaten bestätigen die Annahme, dass die diabetesbezogenen Einschränkungen in der diastolischen Herzfunktion, der IMT und der Gefäßelastizität männliche und weibliche Patienten gleichermaßen betreffen. Zusätzlich ergab diese Studie Hinweise auf eine besondere Gefährdung im weiblichen diabetischen Kollektiv lediglich postmenopausal in Form von erhöhter Gefäßsteifigkeit und erniedrigter systolischer Myokardfunktion. Dieses Kollektiv sollte somit eine besondere Zielgruppe für klinische Forschung werden.

6. Abbildungs- und Tabellenverzeichnis

6.1 Abbildungsverzeichnis

Abbildung 1:	Originalregistrierung parasternaler Längsschnitt und M-Mode	16
Abbildung 2:	Originalregistrierung apikaler Vierkammerblick	18
Abbildung 3:	Originalregistrierung transmitrales Flussprofil	19
Abbildung 4:	Originalregistrierung Gewebedopplerechokardiographie	20
Abbildung 5:	Originalregistrierung Carotis-Doppler und Echo-Tracking	23
Abbildung 6:	Punktdiagramm Ve bzgl. des Alters	34
Abbildung 7:	Punktdiagramm Vs bzgl. des Alters	35
Abbildung 8:	dVeNorm im Normalkollektiv und im Diabeteskollektiv	36
Abbildung 9:	Steifigkeitsindex ß im Normalkollektiv und im Diabeteskollektiv	40

6.2 Tabellenverzeichnis

Tabelle 1:	Eingeschlossene Patienten	28
Tabelle 2:	Allgemeine Eigenschaften	29
Tabelle 3:	Verteilung der Risikofaktoren	30
Tabelle 4:	Medikation	31
Tabelle 5:	Darstellung der Laborparameter	33
Tabelle 6:	Kardiale und hämodynamische Parameter	38
Tabelle 7:	Darstellung der Parameter der vaskulären Funktion	39
Tabelle 8 a:	Normalkollektiv versus Diabeteskollektiv: Risikofaktoren	41
Tabelle 8 b:	Normalkollektiv versus Diabeteskollektiv	41
Tabelle 9:	Gemischter prä- und postmenopausaler Vergleich	44
Tabelle 10 a:	Prämenopausal differenziert in Normal und Diabetes	46
Tabelle 10 b:	Postmenopausal differenziert in Normal und Diabetes	48

7. Literaturverzeichnis

Airaksinen, K. E., Salmela, P. I., Linnaluoto, M. K., Ikaheimo, M. J., Ahola, K. and Ryhanen, L. J. (1993).
"Diminished arterial elasticity in diabetes: association with fluorescent advanced glycosylation end products in collagen."
Cardiovasc Res 27: 942-945.

Armstrong, W. F. and Zoghbi, W. A. (2005).
"Stress echocardiography: current methodology and clinical applications."
J Am Coll Cardiol 45: 1739-1747.

Avgeropoulou, C., Illmann, A., Schumm-Draeger, P.-M., Kallikazaros, J., von Bibra, H. (2006).
"Assessment of arterio-ventricular coupling by tissue Doppler and wave intensity in type 2 diabetes."
The British Journal of Diabetes and Vascular Disease 6: 271-278.

Bitzur, R., Cohen, H., Kamari, Y., Shaish, A., Harats, D. (2009).
"Triglycerides and HDL Cholesterol - Stars or second leads in diabetes?"
Diabetes Care 32: 373-377.

Bonora, E., Kiechl, S., Willeit, J., Oberhollenzer, F., Egger, G., Targher, G., Alberiche, M., Bonadonna, R. C. and Muggeo, M. (1998).
"Prevalence of insulin resistance in metabolic disorders: the Bruneck Study." Diabetes 47: 1643-1649.

Bonora, E., Targher, G., Alberiche, M., Bonadonna, R. C., Saggiani, F., Zenere, M. B., Monauni, T. and Muggeo, M. (2000).
"Homeostasis model assessment closely mirrors the glucose clamp technique in the assessment of insulin sensitivity: studies in subjects with various degrees of glucose tolerance and insulin sensitivity."
Diabetes Care 23: 57-63.

Boudina, S. and Abel, E. D. (2007).
"Diabetic cardiomyopathy revisited."
Circulation 115: 3213-3223.

Brook, R. D. and Julius, S. (2000).
"Autonomic imbalance, hypertension, and cardiovascular risk."
Am J Hypertens 13: 112S-122S.

Bruch, C., Schmermund, A., Bartel, T., Schaar, J. and Erbel, R. (2000).
"Tissue Doppler imaging: a new technique for assessment of pseudonormalization of the mitral inflow pattern."
Echocardiography 17: 539-546.

Claridge, M. W., Bate, G. R., Hoskins, P. R., Adam, D. J., Bradbury, A. W. and Wilmink, A. B. (2008).
"Measurement of arterial stiffness in subjects with vascular disease: Are vessel wall changes more sensitive than increase in intima-media thickness?"
Atherosclerosis.

Classen, M., Diehl, V., Kochsiek, K., Berdel, W.E., Böhm, M., Schmiegel, W. (2003).
"Fettstoffwechselerkrankungen" und "Nierenerkrankungen" in "Innere Medizin." Urban & Fischer Verlag/Elsevier GmbH. 5 Auflage, 1562-1564 und 1620-1623.

De Angelis, L., Millasseau, S. C., Smith, A., Viberti, G., Jones, R. H., Ritter, J. M. and Chowienczyk, P. J. (2004).
"Sex differences in age-related stiffening of the aorta in subjects with type 2 diabetes."
Hypertension 44: 67-71.

Diamant, M., Lamb, H. J., Groeneveld, Y., Endert, E. L., Smit, J. W., Bax, J. J., Romijn, J. A., de Roos, A. and Radder, J. K. (2003).
"Diastolic dysfunction is associated with altered myocardial metabolism in asymptomatic normotensive patients with well-controlled type 2 diabetes mellitus."
J Am Coll Cardiol 42: 328-335.

Diamant, M., Lamb, H. J., Smit, J. W., de Roos, A. and Heine, R. J. (2005).
"Diabetic cardiomyopathy in uncomplicated type 2 diabetes is associated with the metabolic syndrome and systemic inflammation."
Diabetologia 48: 1669-1670.

Egred, M., Viswanathan, G. and Davis, G. K. (2005).
"Myocardial infarction in young adults."
Postgrad Med J 81: 741-745.

Emilsson, K., Egerlid, R., Nygren, B. M., Wandt, B. (2006).
"Mitral annulus motion versus long-axis fractional shortening."
Exp Clin Cardiol 11: 302-304.

Erhardt, L. (2009).
"Cigarette smoking: an undertreated risk factor for cardiovascular disease."
Atherosclerosis 205: 23-32.

Fang, Z. Y., Prins, J. B. and Marwick, T. H. (2004).
"Diabetic cardiomyopathy: evidence, mechanisms, and therapeutic implications." Endocr Rev 25: 543-567.

Fang, Z. Y., Schull-Meade, R., Downey, M., Prins, J. and Marwick, T. H. (2005).
"Determinants of subclinical diabetic heart disease."
Diabetologia 48: 394-402.

Fox, C. S., Coady, S., Sorlie, P. D., D'Agostino Sr, R. B., Pencina, M. J., Ramachandran, S. V., Meigs, J. B., Levy, D. and Savage, P. J. (2007).
"Increasing cardiovascular disease burden due to diabetes mellitus: the Framingham Heart Study."
Circulation 115: 1544-1550.

Garber, A. J., Handelsman, Y., Einhorn, D., Bergman, D. A., Bloomgarden, Z. T., Fonseca, V., Garvey, W. T., Gavin, J. R., 3rd, Grunberger, G., Horton, E. S., Jellinger, P. S., Jones, K. L., Lebovitz, H., Levy, P., McGuire, D. K., Moghissi, E. S. and Nesto, R. W. (2008).

"Diagnosis and management of prediabetes in the continuum of hyperglycemia: when do the risks of diabetes begin? A consensus statement from the American College of Endocrinology and the American Association of Clinical Endocrinologists." Endocr Pract 14: 933-946.

Gottdiener, J. S. (2003).
"Overview of stress echocardiography: uses, advantages, and limitations."
Curr Probl Cardiol 28: 485-516.

Harrison, T. R., Fauci, A. S., Tinsley R. (2008).
"Vascular Disease. The Metabolic syndrom" In "Harrison's Principles of Internal Medicine."
17th ed. New York.McGraw-Hill, 1509-1514.

Hatle, L. and Sutherland, G. R. (2000).
"Regional myocardial function--a new approach."
Eur Heart J 21: 1337-1357.

Herkner, H., Mullner, M., Domanovits, H., Bur, A., Woisetschlager, C., Gamper, G., Laggner, A. N. and Hirschl, M. M. (2000).
"Use of an age-adjusted Doppler E/A ratio in patients with moderate to severe hypertension."
J Hypertens 18: 1477-1481.

Hettwer, S., Panzner-Grote, B., Witthaut, R. and Werdan, K. (2007).
"Isolated diastolic dysfunction--diagnostic value of tissue Doppler imaging, colour M-mode and N-terminal pro B-type natriuretic peptide."
Clin Res Cardiol 96: 874-882.

Icks, A., Rathmann, W., Rosenbauer, J. and Giani, G. (2005).
„Diabetes mellitus."
Gesundheitsberichterstattung des Bundes, Berlin, Robert Koch-Institut in Zusammenarbeit mit dem statistischen Bundesamt, Heft 24, 1-38.

Isomaa, B., Almgren, P., Tuomi, T., Forsen, B., Lahti, K., Nissen, M., Taskinen, M. R. and Groop, L. (2001).
"Cardiovascular morbidity and mortality associated with the metabolic syndrome."
Diabetes Care 24: 683-689.

Kabakov, E., Norymberg, C., et al. (2006).
"Prevalence of hypertension in type 2 diabetes mellitus: impact of the tightening definition of high blood pressure and association with confounding risk factors."
J Cardiometab Syndr 1: 95-101.

Kannel, W. B., McGee, D. L. (1979).
"Diabetes and cardiovascular disease. The Framingham study."
Jama 241: 2035-2038.

Kasahara, Y., Izawa, K., Omiya, K., Osada, N., Watanabe, S., Saitoh, M., Matsunaga, A. and Masuda, T. (2006).
"Influence of autonomic nervous dysfunction characterizing effect of diabetes mellitus on heart rate response and exercise capacity in patients undergoing cardiac rehabilitation for acute myocardial infarction."
Circ J 70: 1017-1025.

Kautzky-Willer, A. and Handisurya, A. (2009).
"Metabolic diseases and associated complications: sex and gender matter!" Eur J Clin Invest 39: 631-648.

Kawasumi, M., Tanaka, Y., Uchino, H., Shimizu, T., Tamura, Y., Sato, F., Mita, T., Watada, H., Sakai, K., Hirose, T. and Kawamori, R. (2006).
"Strict glycemic control ameliorates the increase of carotid IMT in patients with type 2 diabetes."
Endocr J 53: 45-50.

Köhler, E. (1996).
„Ein- und zweidimensionale Echokardiographie mit Dopplertechnik: Untersuchung, Befundung, Interpretation."
Stuttgart, Ferdinand Enke Verlag, 6. Auflage, 1-60.

Kunert, M. U., Ludger J. (2006).
„Praktische Echokardiographie."
Köln, Dt. Ärzte-Verl., 2. Auflage, 5-45.

Lademann, J., Kolip, P., Deitermann, B., Bucksch, J. and Schwarze, M. (2005).
„Gesundheit von Frauen und Männern im mittleren Lebensalter."
Schwerpunktbericht der Gesundheitsberichterstattung des Bundes. Berlin, Robert Koch Institut, Statistisches Bundesamt, 1-110.

Legato, M. J., Gelzer, A., Goland, R., Ebner, S. A., Rajan, S., Villagra, V. and Kosowski, M. (2006).
"Gender-specific care of the patient with diabetes: review and recommendations." Gend Med 3: 131-158.

Loimaala, A., Groundstroem, K., Majahalme, S., Nenonen, A. and Vuori, I. (2006).
"Impaired myocardial function in newly onset type 2 diabetes associates with arterial stiffness."
Eur J Echocardiogr 7: 341-347.

Lorenz, M. W., Markus, H. S., Bots, M. L., Rosvall, M. and Sitzer, M. (2007). "Prediction of clinical cardiovascular events with carotid intima-media thickness: a systematic review and meta-analysis."
Circulation 115: 459-467.

Mackenzie, I. S., Wilkinson, I. B. and Cockcroft, J. R. (2002).
"Assessment of arterial stiffness in clinical practice."
Qjm 95: 67-74.

Maric, C. (2009).
"Sex, diabetes and the kidney."
Am J Physiol Renal Physiol 296: F680-688.

Marwick, T. H. (2004).
"Tissue Doppler imaging for evaluation of myocardial function in patients with diabetes mellitus."
Curr Opin Cardiol 19: 442-446.

Matthews, D. R., Hosker, J. P., Rudenski, A. S., Naylor, B. A., Treacher, D. F. and Turner, R. C. (1985).
"Homeostasis model assessment: insulin resistance and beta-cell function from fasting plasma glucose and insulin concentrations in man."
Diabetologia 28: 412-419.

McDonald, M., Hertz, R. P., Unger, A. N. and Lustik, M. B. (2009).
"Prevalence, awareness, and management of hypertension, dyslipidemia, and diabetes among United States adults aged 65 and older."
J Gerontol A Biol Sci Med Sci 64: 256-263.

Mehta, J. L., Rasouli, N., Sinha, A. K. and Molavi, B. (2006).
"Oxidative stress in diabetes: a mechanistic overview of its effects on atherogenesis and myocardial dysfunction."
Int J Biochem Cell Biol 38: 794-803.

Meinders, J. M. and Hoeks, A. P. (2004).
"Simultaneous assessment of diameter and pressure waveforms in the carotid artery."
Ultrasound Med Biol 30: 147-154.

Mele, D., Agricola, E., Galderisi, M., Sciomer, S., Nistri, S., Ballo, P., Buralli, S., D'Andrea, A., D'Errico, A., Losi, M. A. and Mondillo, S. (2009).
"Real-time three-dimensional echocardiography: current applications, advantages and limits for the evaluation of the left ventricle."
G Ital Cardiol (Rome) 10: 516-532.

Meyer, P. S., Michael (2008).
"Intima Media Dicke-Messung. Methodenanalyse. Anwendung. Patientennutzen." MWV Medizinisch Wissenschaftliche Verlagsgesellschaft.1. Aufl., 1-168.

Mitchell, G. F. (2009).
"Arterial Stiffness and Wave Reflection: Biomarkers of Cardiovascular Risk."
Artery Res 3: 56-64.

Mizuguchi, Y., Oishi, Y., Miyoshi, H., Iuchi, A., Nagase, N. and Oki, T. (2008). "Impact of statin therapy on left ventricular function and carotid arterial stiffness in patients with hypercholesterolemia."
Circ J 72: 538-544.

Mogelvang, R., Sogaard, P., Pedersen, S. A., Olsen, N. T., Schnohr, P. and Jensen, J. S. (2009).
"Tissue Doppler echocardiography in persons with hypertension, diabetes, or ischaemic heart disease: the Copenhagen City Heart Study."
Eur Heart J 30: 731-739.

Nagueh, S. F., Middleton, K. J., Kopelen, H. A., Zoghbi, W. A. and Quinones, M. A. (1997).
"Doppler tissue imaging: A noninvasive technique for evaluation of left ventricular relaxation and estimation of filling pressures."
Journal of the American College of Cardiology 30: 1527-1533.

Niki, K., Sugawara, M., Chang, D., Harada, A., Okada, T., Sakai, R., Uchida, K., Tanaka, R. and Mumford, C. E. (2002).
"A new noninvasive measurement system for wave intensity: evaluation of carotid arterial wave intensity and reproducibility."
Heart Vessels 17: 12-21.

Nixdorff, U. (2004).
"Stress echocardiography: basics and noninvasive assessment of myocardial viability."
J Interv Cardiol 17: 349-355.

Ohte, N., Narita, H., Sugawara, M., Niki, K., Okada, T., Harada, A., Hayano, J. and Kimura, G. (2003).
"Clinical usefulness of carotid arterial wave intensity in assessing left ventricular systolic and early diastolic performance."
Heart Vessels 18: 107-111.

O'Keefe, J. H. and Bell, D. S. (2007).
"Postprandial hyperglycemia/hyperlipidemia (postprandial dysmetabolism) is a cardiovascular risk factor."
Am J Cardiol 100: 899-904.

Papadakis, J. A., Milionis, H. J., Press, M. and Mikhailidis, D. P. (2001).
"Treating dyslipidaemia in non-insulin-dependent diabetes mellitus - a special reference to statins."
Journal of Diabetes and Its Complications 15: 211-226.

Parker, K. H. (2009).
"An introduction to wave intensity analysis."
Med Biol Eng Comput 47: 175-188.

Phillips, P. J. (2008).
"Women, coronary artery disease and diabetes."
Aust Fam Physician 37: 441-442.

Rakebrandt, F., Palombo, C., Swampillai, J., Schon, F., Donald, A., Kozakova, M., Kato, K. and Fraser, A. G. (2009).
"Arterial wave intensity and ventricular-arterial coupling by vascular ultrasound: rationale and methods for the automated analysis of forwards and backwards running waves."
Ultrasound Med Biol 35: 266-277.

Regitz-Zagrosek, V. (2003).
"Cardiovascular disease in postmenopausal women."
Climacteric 6 Suppl 3: 13-20.

Regitz-Zagrosek, V., Brokat, S. and Tschope, C. (2007).
"Role of gender in heart failure with normal left ventricular ejection fraction."
Prog Cardiovasc Dis 49: 241-251.

Regitz-Zagrosek, V., Lehmkuhl, E. and Mahmoodzadeh, S. (2007).
"Gender aspects of the role of the metabolic syndrome as a risk factor for cardiovascular disease."
Gend Med 4 Suppl B: S162-177.

Regitz-Zagrosek, V., Lehmkuhl, E. and Weickert, M. O. (2006).
"Gender differences in the metabolic syndrome and their role for cardiovascular disease."
Clin Res Cardiol 95: 136-147.

Regitz-Zagrosek, V., Wintermantel, T. M. and Schubert, C. (2007).
"Estrogens and SERMs in coronary heart disease."
Curr Opin Pharmacol 7: 130-139.

Ren, J. (2006).
"Cardiac health and diabetes mellitus in women: problems and prospects."
Minerva Cardioangiol 54: 289-309.

Riedinger, M. S., Dracup, K. A. and Brecht, M. L. (2002).
"Quality of life in women with heart failure, normative groups, and patients with other chronic conditions."
Am J Crit Care 11: 211-219.

Rubler, S., Dlugash, J., Yuceoglu, Y. Z., Kumral, T., Branwood, A. W. and Grishman, A. (1972).
"New type of cardiomyopathy associated with diabetic glomerulosclerosis."
Am J Cardiol 30: 595-602.

Saraiva, R. M., Duarte, D. M., Duarte, M. P., Martins, A. F., Poltronieri, A. V., Ferreira, M. E., Silva, M. C., Hohleuwerger, R., Ellis, A., Rachid, M. B., Monteiro, C. F. and Kaiser, S. E. (2005).
"Tissue Doppler imaging identifies asymptomatic normotensive diabetics with diastolic dysfunction and reduced exercise tolerance."
Echocardiography 22: 561-570.

Savarese, V., Ahmed, I. and Goldstein, B. J. (2008).
"Coronary artery disease screening in patients with diabetes."
Endocrine 33: 225-229.

Schatz, H. (2006).
„Diabetische Folgeerkrankungen" in „Diabetologie kompakt."
Stuttgart, Thieme Verlag, 4., akt. Aufl. 2006, 222-286.

Sclavo, M. (2001).
"Cardiovascular risk factors and prevention in women: similarities and differences." Ital Heart J Suppl 2: 125-141.

Simon, A., Gariepy, J., Chironi, G., Megnien, J. L. and Levenson, J. (2002).
"Intima-media thickness: a new tool for diagnosis and treatment of cardiovascular risk."
J Hypertens 20: 159-169.

Simpson, E. R., Misso, M., Hewitt, K. N., Hill, R. A., Boon, W. C., Jones, M. E., Kovacic, A., Zhou, J. and Clyne, C. D. (2005).
"Estrogen--the good, the bad, and the unexpected."
Endocr Rev 26: 322-330.

Stamler, J., Vaccaro, O., Neaton, J. D. and Wentworth, D. (1993).
"Diabetes, other risk factors, and 12-yr cardiovascular mortality for men screened in the Multiple Risk Factor Intervention Trial."
Diabetes Care 16: 434-444.

Statistisches Bundesamt (2010).
„Gesundheit, Todesursachen in Deutschland."
Fachserie 12, Reihe 4. Wiesbaden, Statistisches Bundesamt, 1-6.

Statistisches Bundesamt (2011).
„Rauchgewohnheiten der Bevölkerung, Mikrozensus 2009, Fragen zur Gesundheit."
Wiesbaden, Statistisches Bundesamt, 1-16.

Stehouwer, C. D. A., Henry, R. M. A. and Ferreira, I. (2008).
"Arterial stiffness in diabetes and the metabolic syndrome: a pathway to cardiovascular disease."
Diabetologia 51: 527-539.

Sugawara, M., Niki, K., Furuhata, H., Ohnishi, S. and Suzuki, S. (2000).
"Relationship between the pressure and diameter of the carotid artery in humans." Heart Vessels 15: 49-51.

Sugawara, M., Niki, K., Ohte, N., Okada, T. and Harada, A. (2009).
"Clinical usefulness of wave intensity analysis."
Med Biol Eng Comput 47: 197-206.

Tayebjee, M. H., MacFadyen, R. J. and Lip, G. Y. (2003).
"Extracellular matrix biology: a new frontier in linking the pathology and therapy of hypertension?"
J Hypertens 21: 2211-2218.

Tedesco, M. A., Natale, F., Di Salvo, G., Caputo, S., Capasso, M. and Calabro, R. (2004).
"Effects of coexisting hypertension and type II diabetes mellitus on arterial stiffness." J Hum Hypertens 18: 469-473.

Tonstad, S., Sandvik, E., Larsen, P. G. and Thelle, D. (2007).
"Gender differences in the prevalence and determinants of the metabolic syndrome in screened subjects at risk for coronary heart disease."
Metab Syndr Relat Disord 5: 174-182.

Tutta, P. (2007).
"The measurement by high resolution ultrasound of the intima-media thickness at the carotis comunis artery: early marker of atherosclerosis."
Praxis (Bern 1994) 96: 851-857.

van Heerebeek, L. and Paulus, W. J. (2009).
"The dialogue between diabetes and diastole."
European Journal of Heart Failure 11: 3-5.

von Bibra, H., Hansen, A., Dounis, V., Bystedt, T., Malmberg, K. and Ryden, L. (2004).
"Augmented metabolic control improves myocardial diastolic function and perfusion in patients with non-insulin dependent diabetes."
Heart 90: 1483-1484.

von Bibra, H., Siegmund, T., Ceriello, A., Volozhyna, M. and Schumm-Draeger, P. M. (2009).
"Optimized postprandial glucose control is associated with improved cardiac/vascular function - comparison of three insulin regimens in well-controlled type 2 diabetes." Horm Metab Res. 41: 109-115.

von Bibra, H., Thrainsdottir, I. S., Hansen, A., Dounis, V., Malmberg, K., Ryden, L. (2005).
"Tissue Doppler imaging for the detection and quantitation of myocardial dysfunction in patients with type 2 diabetes mellitus."
Diab Vasc Dis Res 2: 24-30.

von Bibra, H., Tuchnitz, A., Klein, A., Schneider-Eicke, J., Schomig, A. and Schwaiger, M. (2000).
"Regional diastolic function by pulsed Doppler myocardial mapping for the detection of left ventricular ischemia during pharmacologic stress testing: a comparison with stress echocardiography and perfusion scintigraphy."
J Am Coll Cardiol 36: 444-452.

Welty, F. K. (2001).
"Cardiovascular disease and dyslipidemia in women."
Arch Intern Med 161: 514-522.

Wexler, D. J., Grant, R. W., Meigs, J. B., Nathan, D. M. and Cagliero, E. (2005).
"Sex disparities in treatment of cardiac risk factors in patients with type 2 diabetes."
Diabetes Care 28: 514-520.

Winer, N. and Sowers, J. R. (2003).
"Vascular compliance in diabetes."
Curr Diab Rep 3: 230-234.

Woodman, R. J. and Watts, G. F. (2003).
"Measurement and application of arterial stiffness in clinical research: focus on new methodologies and diabetes mellitus." Med Sci Monit 9: RA81-89.

Youssef, F., Seifalian, A. M., Jagroop, I. A., Myint, F., Baker, D., Mikhailidis, D. P. and Hamilton, G. (2002).
"The early effect of lipid-lowering treatment on carotid and femoral intima media thickness (IMT)."
Eur J Vasc Endovasc Surg 23: 358-364.

Zhang, C., Rexrode, K. M., van Dam, R. M., Li, T. Y. and Hu, F. B. (2008). "Abdominal obesity and the risk of all-cause, cardiovascular, and cancer mortality: sixteen years of follow-up in US women."
Circulation 117: 1658-1667.

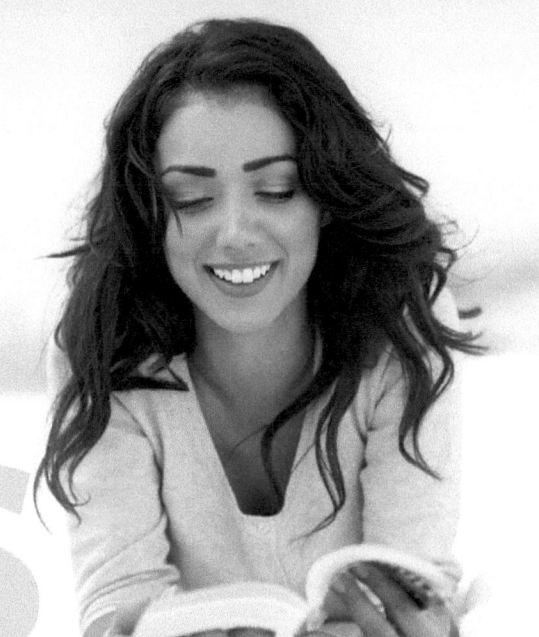

i want morebooks!

Buy your books fast and straightforward online - at one of world's fastest growing online book stores! Environmentally sound due to Print-on-Demand technologies.

Buy your books online at
www.get-morebooks.com

Kaufen Sie Ihre Bücher schnell und unkompliziert online – auf einer der am schnellsten wachsenden Buchhandelsplattformen weltweit! Dank Print-On-Demand umwelt- und ressourcenschonend produziert.

Bücher schneller online kaufen
www.morebooks.de

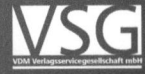

VDM Verlagsservicegesellschaft mbH
Heinrich-Böcking-Str. 6-8
D - 66121 Saarbrücken

Telefon: +49 681 3720 174
Telefax: +49 681 3720 1749

info@vdm-vsg.de
www.vdm-vsg.de